Mark West

GLIOM

Ein Tatsachenroman

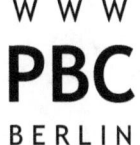

WWW
PBC
BERLIN

Dank an

Daniel Josefsohn (Foto)
Tania Parovic (Design)
Isabelle Raison (Lektorat)

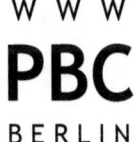

WWW
PBC
BERLIN

there's a bluebird in my heart that
wants to get out but I'm too tough for him,
I say, stay in there, I'm not going
to let anybody see you.

there's a bluebird in my heart
that wants to get out
but I pur whiskey on him and inhale
cigarette smoke
and the whores and the bartenders
and the grocery clerks
never know that
he's in there.

there's a bluebird in my heart
that wants to get out
but I'm too clever, I only let him out
at night sometimes
when everybody's asleep.
I say, I know that you're there,
so don't be sad.
then I put him back,
but he's singing a little
in there, I haven't quite let him
die
and we sleep together like that
with our secret pact
and it's nice enough to
make a man
weep, but I don't
weep, do
you?

Charles Bukowski

10

Prolog

Als ich aus dem Dämmerzustand erwachte erschien zunächst alles wie immer. Das sterile Überwachungszimmer mit den vielen Monitoren und Geräuschen. Die distanzierte Betriebsamkeit des Personals.

In meinem Arm eine Kanüle zur Blutdruckmessung, eine weitere zum Infundieren. Ich betastete meinen Kopf. Durch das Pflaster ließ sich die lange Reihe der an einen Reißverschluss erinnernden Metallklammern ertasten. Vom linken Ohr in einem großen Halbkreis bis zur Stirnhaargrenze. Schmerzen hatte ich keine. Ein Blickkontakt mit dem Pfleger, ein kurzes Nicken und flüchtiges Lächeln.

Draußen ist es grau. Etwas ist anders. Das Betäubungsmittel hat mir zwar alle klaren Erinnerungen genommen, aber etwas Bedrohliches ist passiert. Ganz plötzlich, mitten im Satz. Noch während ich darüber nachdenke, was bei der Operation vorgefallen ist, kommt er zur Visite. Mein Vertrauter, die wichtigste und schrecklichste Person in meinem Leben.

Ich hole Luft, um etwas zu sagen. Er schüttelt nur stumm den Kopf und legt seine Hand auf meine. Das Bild aus dem braunen Umschlag zeigt mein Hirn. Vor dem Grau des

Herbstes wirkt es hell. Er deutet auf ein großes Loch in der linken Hirnhälfte.

„Es ist alles raus Egon."

Er dreht sich langsam um und geht Richtung Tür. Alles ist raus. Ich will ihm zurufen, ja, aber für welchen Preis! Der Brustkorb spannt. Ich presse die Luft mit aller Kraft. Will es herausschreien. Für welchen Preis!

Was bleibt sind stumme Tränen.

16:08 Uhr (Sonntag)

Die vertragliche Arbeitszeit für die Sonntagsvisite hat vor einer Stunde geendet. Ich hatte Maria noch aus der Umkleide schnell eine SMS geschickt, dass es noch „ein bisschen" dauern würde. Zwei Operationen waren noch zu Ende zu bringen. Nicht grade der Bilderbuchsonntag für eine Familie. Ich verbot mir die Vorstellung, wie Laura nach mir fragen würde, um dann enttäuscht ihren kleinen Kopf abzuwenden. Verfrühte Resignation.

Ich sah mich im blaugekachelten OP Saal um. Alles wirkte schäbig. Wände und Boden so häufig blank geputzt, dass an einigen Stellen die Lasur der Kacheln schon die rohe Keramik durchscheinen ließ. Der unordentlich mit einem Wust steriler Tücher abgedeckte Patient, der formlose Instrumentiertisch. Das Ganze notdürftig zusammengehalten durch das gleichmäßige Atmen der mit Schläuchen, Kabeln und durchsichtigen Behältnissen behängten Anästhesieeinheit.

Das bekannte Saug- und Stampfgeräusch der Beatmungsmaschine klang heute anders. Wie ein defekter Maskenkörper beim Tauchen. Die ganze Apparatur altersschwach. Die Art alt, die bedrohlich erscheint. Schlecht gewartet. Vielleicht auch gar nicht mehr gewartet. Aber Geräte an sensiblen Stellen bekamen wohl doch zumeist ihre Inspektion. Durchgeführt durch Kräfte, die nach Entlassung des Fachpersonals mit ihrer plötzlichen Kompetenzerweiterung zu kämpfen hatten. Während ich darüber nachdachte, was zu tun sei, wenn das Beatmungsgerät plötzlich ausfiele, ging ein Gefäß auf. Ich war so in Gedanken versunken gewesen, dass ich nicht gesehen hatte, wo sie gerade rumgestochert hatte.

Die Wut war unmittelbar präsent. Jede unnötige Verzögerung der Operation machte es unwahrscheinlicher, dass ich Laura noch wach sehen würde. Ich blaffte sie scharf an.

„Was haben Sie gemacht?".

Die junge Assistenzärztin blieb ruhig. Bei den jungen Kollegen und Kolleginnen hatte ich mit zunehmender Verwunderung beobachtet, über welch ein stabiles Selbstbewusstsein sie schon zu Beginn ihrer Ausbildung verfügten. Eine der typischen Antworten dieser neuen Chirurgengeneration nach einem ungeschickten Manöver bekam ich auch jetzt zu hören.

„Das fing einfach so an."

Gefolgt von: „Anästhesie! Wie ist der Blutdruck? Hier ist ein Gefäß aufgegangen!"

Die Intonation vorwurfsvoll. Eine rücksichtslose Vorwärtsverteidigung. Das Blutgefäß war einfach so aufgeplatzt. Ohne Kontakt zu dem scharfen Präparierhäkchen mit dem die dumme Kuh weiterhin unverdrossen im Situs herumrührte und versuchte, Stücke des Hirntumors abzureißen. Ein ohnehin aussichtsloses Unterfangen, welches sie mittlerweile zudem ohne Sicht in der Tiefe des entstandenen Blutsees durchführte. Die Blutung war für alle eine denkbar unangenehme Wendung des Operationsverlaufs. Die instrumentierende Schwester und der Springer hatten in der Annahme, dass der kleine Tumor schnell draußen sei, auf eine Auslösung zur Frühstückspause verzichtet. Zeit für ein frühes Mittagessen. Illusorisch. Ebenso mein Plan, vielleicht doch noch zeitig nach Hause zu kommen.

Ich ließ ihr die Instrumente. Sah ihr zu. Fragte mich, was sie angesichts der sie überfordernden Situation wohl als Nächstes machen würde. Sie könnte Blutkonserven bestellen, um das was raus lief, wieder nachfüllen zu lassen. Oder einfach solange weitermachen bis der Anästhesist nervös wird? Ihre Bewegungen und Kommandos wurden etwas dringlicher. Ihre Haltung schlechter. Sie näherte sich dem Situs, als sei sie kurzsichtig. Hierbei fiel sie ins Hohlkreuz und der dicke Springer glotzte ihr auf den Arsch.

Sie popelte weiter im Hirn rum und schimpfte über die unfähige Anästhesie, obwohl der Blutdruck des Patienten normal niedrig und die Blutgerinnung im Normbereich waren. Sie hatte den Sauger stärker stellen lassen und der Auffangbehälter füllte sich stetig. Dann setzte sich der

Sauger mit Hirnmasse zu, die sich dem starken Sog widersetzte. Die Situation war für sie eindeutig nicht beherrschbar.

„Die Blutungsquelle schon gefunden?", fragte ich freundlich.

Der Sauger verdaute mit einem lauten Schlurps das Stück Hirn und der Wasserspiegel im Blutsee fiel. Mit der zweiten Hand stocherte sie nun mit der Koagulationspinzette am Boden der Höhle rum und trat dabei immer wieder auf das Fußpedal, welches den Stromfluss in der Pinzette auslöste. Jedes Auslösen wurde durch ein kurzes Piepgeräusch signalisiert. Die einzelnen Piepser gingen in ein schrilles Dauerpfeifen über. Ihre Bewegungen wurden hektischer. Irgendwie bewunderte ich ihre Ausdauer. Ihr zum Scheitern verdammter Kampf gegen die roten Massen erinnerte mich an die Erkenntnis im Winter ´42. Der Kampf war verloren. Ging aber noch zweieinhalb verlustreiche Jahre weiter. Wie lange würde meine Assistentin noch durchhalten können?

Der Anästhesist wies auf die große Blutmenge im Saugerbehälter hin. Anderthalb Liter waren viel für eine Hirntumoroperation. Sie kapitulierte nach weiteren fünf Minuten.

„Können Sie mal schauen - irgendwas stimmt mit der Bipolaren nicht. Die Blutung steht noch nicht ganz."

Das schien sie genau so zu meinen, wie sie es gesagte hatte. Wirklich faszinierend. Ich fragte mich, wie es gelingt, jungen Menschen ein solch überbordendes Selbstbewusstsein einzuimpfen? Oder war es nur meine unbewusste Umdeutung und frustrierte Fehleinschätzung der Realität? Ich ließ mir Sauger und Koagulationspinzette anreichen.

„Sie benötigen klare Sicht. Bei einer so starken Blutung kommen Sie da mit dem Sauger alleine nicht weiter."

Die Schwester klemmte einen rundlichen Tupfer zwischen die Branchen der ihr entgegen gestreckten Pinzette. Der Tupfer füllte die Höhle im Hirn beinahe komplett aus. Innerhalb von Sekunden war er blutgetränkt.

„Saugen Sie auf dem Tupfer und nutzen Sie die Bipolare, um die Blutungsquelle zu finden."

Nach kurzem Hin- und Herrollen des Tupfers hatte ich den spritzenden Gefäßstumpf gefunden. Kurzes Anlupfen des tamponierenden Tupfers führte jeweils zu einer pulsierenden Fontäne. Ich rollte den Tupfer nun mit dem Sauger schrittweise zur Seite. Der Gefäßstumpf war für den Bruchteil einer Sekunde zu sehen. Dieses kurze Zeitfenster nutzte ich, um ihn mit den Branchen der Pinzette zu packen und zu komprimieren. Die Blutung stand, der Situs war trocken. Ich entfernte den Tupfer und erhöhte die Vergrößerung des Mikroskops mit der Fußsteuerung.

„Sehen Sie, der Gefäßstumpf hat einen Durchmesser von gut zwei Millimetern. Da müssen Sie schon fast an eine Ligatur denken. Aber den bekommen wir so zu. Spülen Sie mal. Tröpfchenweise."

Das Mikroskopbild zeigte, wie die Wassertropfen exakt auf den zwischen den Spitzen der Koagulationspinzette hervorlugenden Gefäßstumpf aufschlugen. Es piepte einmal und die elektrische Ladung ließ den Stumpf bräunlich schwarz verbacken. Wasserdicht.

„Das war´s. Einmal koagulieren. Jetzt machen Sie mal weiter. Hier, hier und hier sind noch Tumorreste. In zwanzig Minuten komme ich wieder zur Abschlusskontrolle."

Der Tür zustrebend, „Aber nicht wieder was aufreißen."

Die instrumentierende Schwester grummelte etwas wie, "jetzt lässt er die auch noch alleine weitermachen". Die unaufgeforderte Bekräftigung, dass es ohne mich nicht läuft.

Ich ging nach nebenan zur Bandscheibe in der Hoffnung, dass der dortige Assistent den Vorfall schon freigelegt hätte. Was ich sah gefiel mir nicht.

Eine Standardoperation durchzuführen ist jedem normal begabten Menschen innerhalb kurzer Zeit beizubringen. Vorkenntnisse sind nicht notwendig. Die ersten Male tastet sich das Skalpell noch vorsichtig durch die

Gewebsschichten, bis das Innere des Operierten zum Vorschein kommt. Schnell lernt man jedoch, die wissentliche Zerstörung der Körperlichkeit als Mittel zum Zweck zu akzeptieren. Ekel ist nur ein Konstrukt und Demut nur eine Entschuldigung für Angsthasen. Der initiale Schnitt wird immer forscher, bis man noch bevor das Wort „Schnitt" ausgesprochen ist, die Klinge tief im Gewebe versenkt hat und vor den Augen des beeindruckten Assistenten eine Vehemenz wie beim Filetieren an den Tag legt. Das Schneiden in den lebenden Menschen macht schnell abhängig. Bei aller Distanziertheit, die sich zwangsläufig aufbaut, entwickelt sich eine beinahe libidinöse Beziehung zu den einzelnen Geweben.

Die Qualität einer Standardoperation definiert sich nicht über die Güte des Ergebnisses. Ausschlaggebend ist die Dauer des Eingriffs. War man schnell, werden nach dem letzten Stich der Hautnaht die Instrumente demonstrativ und geräuschvoll auf den Tisch der instrumentierenden Schwester geworfen, gefolgt von der in einem leicht exaltiertem Tonfall an die Anästhesie gerichteten Frage: „Wann hatten wir eigentlich Schnitt?".

Die Antwort hinter der sterilen Abdeckung passt perfekt ins Drehbuch, da sie nichtsahnend normal ausfällt.

„12:53 Uhr".

In diesem Moment heften sich die Augen des chirurgischen Teams auf die Saaluhr. Jeder rechnet, bis es einer ausspricht.

„1 Stunde 32 Schnitt-Naht-Zeit. Nicht schlecht."

Bewundernde Blicke.

Mit einer flüssigen Bewegung reiße ich mir in so einem Fall den Kittel vom Laib und versenke ihn per Dunking in die Abfalltonne. Eine angedeutete Dehnübung. Der enge, angeschwitzte Kasack spannt über meiner Brust- und Armmuskulatur. Mehr Blicke.

Bei einer schwierigen Operation vergeht viel Zeit mit Blutstillung und vorsichtiger Präparation. Letztere darf nicht ängstlich wirken. Bei einer schlecht verlaufenden Operation muss frühzeitig ein Sündenbock ausgemacht werden. Es darf nicht der geringste Zweifel über die eigene Leistung aufkommen. Es gibt viele Sündenbockkandidaten. Wenn es einen halbwegs belastbaren Anhalt gibt, ist die erste und beste Wahl immer die Anästhesie. Danach das niedere OP-Personal, zuletzt die eigene instrumentierende Schwester. Mit deren Herabwürdigung man sparsam sein sollte, da es für sie ein Leichtes ist, einem den Tag zu vermiesen. Sie kann den Rhythmus der Operation bestimmen. Reicht sie die Instrumente nur minimal anders – sei es langsamer oder anders gewinkelt – als sonst an, ist der Eingriff gelaufen. Er wird zur Qual. Brutale Schwestern reichen einfach die falschen Instrumente an. Kritische Anmerkungen zum Operationsverlauf oder das Ignorieren der Witzigkeit des Chirurgen stören auch.

Bleibt immer der Patient als Sündenbock, der mit seinem Scheißtumor und der schlechten Blutgerinnung ausgerechnet auf meinem Tisch gelandet ist. Unerfahrene Anästhesisten werfen in so einem Moment ein, dass die Blutgerinnung laut Labor ganz in Ordnung sei. Das sagen sie nur einmal. Beim nächsten Mal wissen sie, das dass, was sie in den Laborbefunden lesen oder das, was sie vielleicht noch letztens an der Uni gelernt haben, nichts, aber auch gar nichts mit der chirurgischen Realität zu tun hat.

Wenn eine solche Operation überstanden ist und man mehrere Stunden wiederholt hat, dass dies wahrscheinlich der schwierigste jemals durchgeführte Eingriff dieser Art war, und dass sogar noch erfolgreich, hat man auch sich selbst ein Gefühl eingeredet, als ob man gerade das entscheidende Spiel nach erbittertem Kampf und drei Verlängerungen gegen einen ebenbürtigen Gegner gewonnen hätte. Hier gehört es sich nicht, nach der Schnittzeit zu fragen. Der Kittel wird weniger dynamisch entsorgt, eher mühsam in den blutigen Mülleimer gestopft. Dann sinkt man erst mal erschöpft auf einen der Rollhocker. Ist bei allen die Anspannung ein wenig abgefallen, verlässt man langsam den Saal. Dem

Assistenten wird noch auf die Schulter geklopft und das komplette Team beglückwünscht.

„Gute Arbeit. Hätte ich ohne euch nicht geschafft. Könnt stolz auf euch sein."

Im Nachbarsaal ist die Stimmung angespannt. An der Bandscheibe wächst und verzweifelt der junge Chirurg. Zunächst erscheint der Eingriff wahnsinnig schwierig. Wie jeder Eingriff. Schon die Entscheidung zur Operation ein Mysterium. Irgendwann ahnt man, dass man das auch schaffen kann. Fallen die Puzzleteile dann zusammen und man fühlt sich in der Lage, den Patienten von der Indikationsstellung über die Operation bis zur Entlassung ohne fremde Hilfe zu behandeln, wähnt man sich auf dem Gipfel. Man hat es geschafft. Jetzt ist man ein echter Chirurg. Ein Gott mit Skalpell. Nicht viel später merkt man, dass man nicht einen Berg erklommen, sondern lediglich einen albernen Luftsprung vollbracht hat. Mit voller Wucht treffen einen dann die chirurgischen Misserfolge auf der einen und die Langeweile der Routine auf der anderen Seite. Eine "lose-lose" Situation.

Der Altassistent im Saal drei ist bei seinem Sprung zwar kaum abgehoben, befindet sich nun aber trotzdem in einer florierenden chirurgischen Depression. Beim heutigen Eingriff hat er schon beim Zugang Probleme gehabt. Die Übersicht ist schlecht und die Angst, das

Rückenmark zu verletzen hat ihn viel zu unsicher gemacht. Irgendwo mag ich ihn, aber wenn ich ihn jetzt wieder an die Hand nehme und durch die Operation führe, würde er sich nur noch länger vormachen können, den richtigen Beruf gewählt zu haben. Ich muss ihn scheitern lassen.

„Hey Mark. Gut, dass du kommst. Guck mal auf den Bildschirm. Siehst du, wie dick der Knochen hier ist? Ich komm gar nicht an den Rückenmarksschlauch ran. Sieht doch komisch aus, oder?“.

Ich vergleiche die am Schaukasten hängenden Bilder des Patienten mit dem vom Mikroskop aufgenommenen Bild.

„Du musst von dem Knochen noch ordentlich was wegnehmen. Nimm die Fräse, sonst stehst du morgen noch da.“

Ich wende mich ab.

„Willst du nicht mal reinschauen?“

Es fällt ihm schwer, den ängstlichen Unterton in seiner Stimme zu unterdrücken. Er tut mir leid, aber ich muss in seinem Sinne so handeln.

„Du schaffst das schon. Nimm eine fünf Millimeter Diamantfräse. Schließt die Spülung an. Runter bis zum gelben Band. Dann mit den Stanzen weiter. Hast du doch schon hundertmal gemacht.

„Ist gut, Mark.“

Es klang wie ein Abschied.

17:23 Uhr

Es ist für mich schwer auseinanderzuhalten, was der Tumor macht und was sonst wäre. Manchmal gibt er mir Kraft, erlaubt mir, mich auf das Wesentliche zu konzentrieren. Die kleinen Probleme anderer Leute erscheinen dann so unbedeutend, dass ich lachen möchte. Mit ungewohnter Zielstrebigkeit entscheide und erledige ich dann. Viel häufiger bremst er mich aber. So stark, dass ich kaum aus dem Bett komme. An Erledigungen nicht zu denken. Terminsachen wirken bedrohlich. Jedes Wort kostet Überwindung. Isolation. Vielleicht gibt mir der Tumor das Alibi für einen unerreichbaren Glückszustand. Ich war immer gerne alleine. Habe wohl verlernt, es zu genießen. Jetzt habe ich nur noch Angst. Vor dem Alleinsein. Vor allem.

Ich bilde mir ein, meinen Frieden mit ihm gemacht zu haben. Dem Feind in meinem Kopf. Wahrscheinlich ein vorprogrammierter Ablauf seit es Krankheiten gibt. Die Internetforen taten mir nicht gut. Zu viel Information. Zu viele Schicksale. Zu viel Besserwisserei. Dr. West gefiel mir mit seiner sachlichen und zugleich einfühlsamen Art. Die Fakten auf den Tisch gelegt, jedoch immer Spielraum für Hoffnung gelassen. Begründete Hoffnung. Es kann so und es kann so laufen. Mit einer erfolgreichen Operation hast du beste Ausgangsbedingungen, zu den „guten" Fällen zu gehören. Was er mit erfolgreicher Operation meinte, fand ich erst später heraus. Hätte er mir es im ersten Gespräch gesagt, wär ich wohl woanders hingegangen. Nach dem Aufklärungsgespräch lachte er und meinte, dass die jungen Männer nicht nur beim Anblick von Blut blass würden, sondern auch durch das Lesen von Packungsbeilagen. Seine Packungsbeilage hatte mir das Gefühl gegeben, einen Marathon laufen zu sollen, ohne jemals dafür trainiert zu haben. Ich hatte Angst vor dem, was kommen sollte.

Ich unterschrieb sofort, weil ich wusste, dass ich es später nicht mehr können würde. Ich sprach mit niemandem über unsere Vereinbarung. Jeder Kommentar hätte meine Panik nur vergrößert. Meiner Freundin sagte ich, sie solle sich schon mal nach einer behindertengerechten Wohnung umsehen. Sie wusste nicht, ob sie lachen oder weinen sollte und sagte nichts. War mir ganz recht.

Jedes bisschen Resttumor würde mein Leben verkürzen, hatte er gesagt. Das Entfernen jedes bisschen Tumors konnte mich zum Krüppel machen. Ich konnte mich weder für das Eine noch gegen das Andere entscheiden. Ich kreuzte an, dass ich im Zweifelsfall mit einer Lähmung, mit Seh- und Orientierungsstörungen leben könnte. Ebenso mit Koordinations-, Lese- und Schreibstörungen. Ich entschied mich gegen Sprach- und

Gedächtnisstörungen. Ein Anlageberater hätte wohl von einem gemischten Risiko gesprochen. Das war genau eine Woche vor der Operation und ich wollte lieber tot sein, als das Bevorstehende durch zu machen. Es liegt an dir, hatte er oft gesagt. Zu oft. Einmal hätte gereicht. Ich hatte es verstanden, nun hatte ich das Gefühl, er habe mir absichtlich den schwarzen Peter zugeschoben. Weil er mehr wusste als ich. Verrückt, wie ich mich neu kennen lernte. Ich hatte soviel Angst, dass ich glaubte, ersticken zu müssen. Auch der letzte Rest Selbstvertrauen weg. Entgegen meiner Gewohnheit rechnete ich nicht mit dem Schlimmsten, sondern hoffte auf ein Wunder.

Ich sagte zu Dr. West „Sie sind der Experte, ich richte mich nach Ihrer…"

Ja, ihrer was eigentlich? Sie empfehlen mir, mir bei vollem Bewusstsein Teile meines Hirns rausschneiden zu lassen. Die richtige Entscheidung aus Ihrer Sicht wäre also, dass Sie mir in einer Art Dämmerzustand – entschuldigen Sie, wenn ich mich hier sehr laienhaft ausdrücke - die Kopfschwarte von einem Ohr zum anderen aufschneiden, um dann mit einer Fräse einen großen Teil meines Schädelknochens zu entfernen. Ich werde ganz wach sein, damit alle wichtigen Hirnfunktionen – hier sprechen Sie immer gerne von Kognition – überwacht werden können, während Sie, wie gesagt, mit einem Messer und einer Pinzette (?), mein Gehirn teilweise *entfernen. Je mehr desto besser, wenn ich Sie richtig verstanden habe. Ich habe mich nicht getraut zu fragen, aber merke ich den Lufthauch an meinem Gehirn?*

Schmerzen werde ich nicht haben, haben Sie gesagt. Genau genommen haben Sie gesagt, dass das Hirn selbst nicht schmerzempfindlich sei. Ich wollte eigentlich nicht darüber nachdenken, aber mit der Formulierung hielten Sie es ja offen, dass andere Sachen weh tun könnten. Zum Beispiel die mit Widerhaken (sagten sie „Spreizer"?) offen gehaltene Kopfschwarte?

Was ist, wenn ich nicht mehr kann, haben Sie ja ziemlich deutlich gemacht. Dann hören Sie auf. Und ich bin verantwortlich für jedes bisschen Resttumor. Und jeden verlorenen Lebensmonat, nicht wahr? Sie können natürlich nicht weitermachen, wenn sich meine Hirnfunktion nicht überwachen lässt. Diese Verantwortung können Sie nicht tragen. Das verstehe ich. Wenn das jeder Patient von Ihnen verlangen würde, wäre es ja nur eine Frage der Zeit, das was schief geht. Und dann stünden Sie blöd da. Vor Ihren Kollegen. Natürlich auch vor dem Patienten.

Anfangs fragte ich mich noch, was wohl für Sie wichtiger sei. Sie haben mir mal (in einem Moment der Schwäche?), Ihre ganzen wissenschaftlichen Publikationen über diese Operationstechnik gezeigt. Auch die zahlreichen Vortragseinladungen. Richtig, bei den Publikationen war auch ein „Case report" dabei. Es ging um eine ganz ähnliche Operation wie meine. Wie toll Ihr Konzept funktioniert hatte. Ich habe damals auch unterschrieben, dass ich mit der Verwendung meiner Daten einverstanden sei. Ich habe Ihnen sogar noch ein Foto gegeben. Jetzt bin ich einer von vielen. Sie behandeln jeden, wie Ihren „speziellen" Patienten. Alle bewundern Sie. Na ja, fast alle. Manchmal geht halt auch was schief.

Ich muss nochmal über die Station gehen. Sonntags sind sie dann alle da. Jeder meint Anspruch auf eine Beratung zu haben. Wenn es unter der Woche drauf ankommt, ist alles andere wichtiger. Aber Sonntags, das mitgebrachte Sahnetörtchen balancierend, fordert man dann die vollständige Aufklärung ein. Ich rufe die Schwester auf Station an und vergewissere mich, dass die unangenehmsten Angehörigen nicht mehr da sind. Solche, die sich nach einem falschen Wort sofort beschweren. Mittlerweile denkt ja jeder, es sei geradezu seine Pflicht, beim kleinstem Hauch einer vermeintlichen Diskriminierung ein Fass aufmachen zu müssen. Die Sache sofort „richtig hoch aufzuhängen". Der Vorstandsvorsitzende erhält täglich über 100 Mails von Patienten und Angehörigen, die sich über den patzigen Stationsarzt nicht bei der Stationsleitung oder beim Oberarzt, sondern direkt beim „Chef vom Ganzen" beschweren. Das mit den Göttern in Weiß ist lange vorbei. Nur noch verstaubte Erinnerung an bessere Zeiten. Nun ist der Patient Kunde und damit König. Die Angehörigen die Hofschar.

Uns bleibt nur die Rolle des Leibartzes. Chefarzt bedeutet hierbei Arzt des Chefs. Der Mediziner steht im Dienste einer bedeutenden Persönlichkeit und ist für deren Wohl verantwortlich. Persönlich haftbar für jede unerwünschte Nebenwirkung oder Unannehmlichkeit, die im Zusammenhang mit der vollständigen Heilung auftritt. Ganz gleich, ob eine Warze oder ein unheilbarer Hirntumor behandelt wird. Bei Letzterem besteht häufig der Wunsch seitens der Hofschar, diese missliche Diagnose dem König gar nicht erst mitzuteilen, damit er die Zeit bis zur Heilung nicht mit Grübeleien oder gar Todesangst verbringen muss. Der Leibarzt hat zudem rund um die Uhr erreichbar zu sein.

Die Luft ist weitgehend rein und ich mache mich auf, die Privaten und ein paar der Gesetzlichen zu visitieren. Die Schwester war so nett, mich auf den hübschen Besuch eines der Patienten hinzuweisen. Ein Lichtblick. Mit der Aussicht auf diesen netten Anblick fallen mir das euphemistische Palaver über die Prognosen der Todgeweihten, die ins Absurde reichenden Erklärungen für Behandlungsfehler und die treuherzigen Entschuldigungen für die allumfassenden organisatorischen Schwächen unserer Klinik leichter. Das Zimmer mit der Hübschen habe ich mir bis zuletzt aufgehoben. Obwohl die Schwester mich zweimal drängte, das Zimmer doch vorzuziehen. Die Angehörigen würden „Druck" machen. Ich trete anklopfend ein und werde von einer Mittdreißigjährigen begrüßt.

„Da sind Sie ja endlich!".

Sie trägt ein perfekt sitzendes schwarzes Businesskostüm und eine schwarz gefasste Brille. Die weiße Bluse ist hochgeschlossen und auf den ersten Blick fällt es mir schwer, ihre Oberweite einzuschätzen. Sie steht, ihr Vater, der Patient, und ihre Mutter sitzen am einzigen Tisch auf den beiden verfügbaren Stühlen. Unter dem Waschbecken steht noch ein rissiger Hocker.

„Ich darf doch?", und lasse mich auf sein Bett fallen.

„Schlafen Sie gut in diesem Bett, Herr Müller?"

Ich habe ihn schon ein paar mal visitiert. Bodenständiger Typ.

„Die Zimmer müssten renoviert werden und das Essen schmeckt in aller Regel scheußlich, aber wissen Sie was? Sie können zwischen drei verschiedenen Matratzenstärken wählen."

„Wirklich Herr Doktor?", fragt seine Frau.

„Es gibt die normale Härte. Wie die hier".

Ich hopse ein bisschen auf und ab, der Businessdomina den Rücken zugekehrt.

„Dann gibt's die weichen für unsere Rückenpatienten und die harten für unsere Herzpatienten."

Ich höre zu Hopsen auf.

„Auf der harten Matratze können wir dann direkt reanimieren, wenn die Pumpe aussetzt."

Hierbei deute ich mit den in der Luft übereinandergelegten Händen eine Herzdruckmassage an.

Müller: „dann nehm ich die Harte."

Ich mag ihn. Seine Hirntumoroperation haben wir am Freitag zum zweiten Mal verschoben. Hinten runter gefallen, bei einem hoffnungslos überbuchten OP-Saal.

„Kann ich mich darauf verlassen, dass die Operation morgen stattfindet?"

Eine schneidige Stimme von hinten.

Ich hatte mir schon gedacht, dass sie sich nicht an unserer Matratzendiskussion beteiligen wollte.

„Was sagen Sie, Fr. Müller, sollen wir Ihren Mann nach der Operation mit einer weichen Matratze überraschen?"

Sie lächelt ihren Mann an und drückt seine Hand. Sie würde alles dafür geben, die Operation schon hinter sich zu haben. Und würde sich dennoch freuen, wenn ich ihrer Tochter jetzt antworten würde, dass wir den Eingriff leider nochmal verschieben müssen. Die stellt sich nun mit etwas Abstand neben ihre Mutter.

„Die Operation findet also morgen statt?"

Ich betrachte sie, wie sie so da steht. Sonntags am frühen Abend, kurz nach halb sechs. Als käme sie grade aus einem wichtigen Meeting ihrer Kanzlei. Einem sehr wichtigen Meeting, sie will demnächst Partnerin werden. Die jüngste Partnerin in der Geschichte der Kanzlei. Ich frage mich, ob sie zu den fünfzehn Prozent Akademikerinnen gehört, die nicht im Laufe ihrer Karriere mindestens einmal bewusst ihre Reize eingesetzt haben. So abschätzig wie sie mich betrachtet, ist es nicht ausgeschlossen.

„Was machen Sie eigentlich beruflich Fräulein Müller, Sie kommen grade von der Arbeit?"

„Was, wie..., nein. Ich gehe immer so aus dem Haus. Also, fast immer."

Eine kleine Abweichung vom normierten Gesprächsverlauf und schon gerät sie ins Trudeln. Hinter der Fassade steckt ein unsicheres, aller Wahrscheinlichkeit nach verängstigtes Mädchen.

„Ich beneide sie. Schauen sie mich an."

Ich schaue kopfschüttelnd auf meine labbrigen OP-Klamotten und den speckigen Kittel.

„Von den letzten vier Kitteln, die ich in die Reinigung gegeben habe, sind drei noch gar nicht zurück und einer kam schmutziger zurück als vorher."

Ich massiere mit der flachen Hand mein stoppeliges Gesicht, fahre mir durch die Haare und deute dann mit gestrecktem Zeigefinger auf Herrn Müller.

„Für Ihren Vater hier, geben wir alles. Vergessen Sie den defekten Aufzug und die fleckigen Spülbecken. Da wo es zählt, im OP, bieten wir die beste Qualität. Die kriegen Sie so sonst nirgendwo. Von der Art Eingriff, wie wir ihn bei Ihrem Herrn Papa planen, machen wir im Jahr zweihundertfünfzig Stück. Mehr als jede andere Klinik in Europa."

Ich lehne mich zurück auf meine in Müllers Bett aufgestützten Arme.

„Chirurgie ist ein Handwerk. Talent und Erfahrung machen eine Spitzenchirurgen aus. Apparativ haben wir sowieso alles an Bord. Morgen früh um acht Uhr ist Ihr werter Herr Vater im Operationsaal (mentale Notiz: OP Plan ändern und Müller auf Position eins schieben). Wir werden ihn behandeln wie ein rohes Ei. Um zwölf Uhr können Sie ihn auf der Überwachungsstation besuchen."

Nun schaut auch sie ihren Vater an.

Wie zu sich selbst: „Das ist gut. Gut ist das. Nicht wahr Paps?"

Fr. Müller hat feuchte Augen und schaut in die Ferne. Die Tochter dreht sich zu mir um.

„Danke, Dr. West."

„Noch Fragen Herr Müller?"

„Nee, alles klar."

Ich deute high five an, woraufhin er lacht, und schüttle ihm dann die Hand.

„Bis morgen. Schlafen Sie gut. Wenn das Einschlafen Probleme macht, lassen Sie sich was geben. Ich schreib was auf."

Zu ihr: „Soll ich Ihnen zeigen, wie Sie zur Überwachungsstation kommen?"

Auf dem Weg mustere ich sie.

Sie schaut mich an: „Wenn Sie heute arbeiten müssen, haben Sie dann wenigstens morgen frei?"

„Ich bin seit gestern früh hier und werde auch morgen früh hier sein. Irgendwer muss doch dem Chef auf die Finger schauen, wenn er Ihren Vater operiert." Wenn ich Müller auf eins schiebe, operiert der Chef parallel in fünf Sälen.

Ich stelle mich vor sie und schaue ihr in die Augen.

„Machen Sie sich keine Sorgen. Es wird gut gehen."

Ich fasse sie sanft an der Schulter und deute auf die metallene Schiebetür hinter ihr.

„Das ist die Tür zur Überwachungsstation. Hier müssen Sie klingeln. Nicht böse sein, wenn Sie etwas warten müssen. Die sind meistens ziemlich beschäftigt da drin. Wenn Sie Fragen haben, können Sie sich jederzeit an mich wenden."

Wie bestellt geht mein Pieper.

„Also dann, bis morgen".

Entweder ein gutes B oder ein knappes C. Nicht ausgeschlossen, dass ich das noch rauskriege. Werde sie heute Abend mal googeln.

Es heißt, ich stünde mit einer blütenweißen Weste da. Kein einziger Korb. Gerüchten zufolge vergeht bei mir keine Nacht im OP, in der zwischen zwei Eingriffen neben dem Schreiben des OP-Protokolls nicht noch eine Nummer im Aufenthaltsraum, auf dem Klo oder im OP-Saal möglich ist. Das Thema lasse ich kühl abprallen mit dem lächelnd vorgebrachten Argument, dass das doch alles wohl kaum wahr sein könne und ich zudem Frau und Kind zu Hause hätte. Das nimmt den Klatschtanten weitgehend den Wind aus den Segeln, das Boot verlassen wollen sie aber trotzdem nicht.

Nur einmal gab es eine unfreiwillige Zeugin, als die ältliche Aushilfsschwester auf der Suche nach ihrer Kollegin ins Arztzimmer platzte. Das was sie zu sehen bekam, hat sie allerdings viel zu wenig verstanden, um es in Worte fassen und weitergeben zu können. Ich hatte mich genau in dem Moment über den drallen, vom zur Seite geschobenen Tanga akzentuierten Arsch der gesuchten, vornübergebeugten Kollegin entladen. In der halbschrägen Perspektive von hinten sicherlich ein nicht leicht zu interpretierender Anblick.

Beschwingt gehe ich zu Egon. Genau die richtige Stimmung. Ausgeglichen. Jederzeit bereit, auf ihn zu reagieren. Ich erkläre ihm ruhig, was wir morgen machen werden. Nicht zum ersten Mal. Aber diesmal wird er am Ende unterschreiben müssen. Ich sage ihm, dass wir die Operation sofort abbrechen, wenn auch nur der geringste Anhalt für Gefahr besteht.

Er schaut verloren.

„Was bedeutet essentielle Funktion bedroht? Was soll das sein, essentiell?"

Das hatten wir doch bereits gemeinsam festgelegt. Da waren wir uns doch schon einig? Möglichst viel Tumor weg. Alles raus und noch mehr. Sicherheitsabstand. Wie bei einer Darmoperation. Verlässt ihn jetzt der Mut? Du musst mitmachen, Vollgas - sonst wird das nichts, habe ich ihm immer und immer wieder eingebläut. Du musst kontinuierlich alles geben, nur dann merken wir, wenn irgendwas schlechter zu werden droht. Immer Vollgas. Das bist du dir schuldig.

„Wie sind die Chancen auf Heilung?"

Ich schüttele den Kopf.

„Egon, vergiss nicht, dass du das nicht verdrängen sondern akzeptieren sollst. Es gibt keine Heilung. Zumindest nicht im Lehrbuch. Wir haben Langzeitüberlebende. Da wurden die Tumore immer mit Sicherheitssaum entfernt. Mehr wissen wir nicht."

Willst du oder willst du nicht? Your call. Wenn er weiter so rumeiert, setz ich die OP für morgen ab und schick ihn nochmal in die Warteschleife. Er darf nicht schwach sein.

Er setzt zu einer weiteren Frage an, wahrscheinlich wieder über das Für und Wider einer anschließenden Chemotherapie, schluckt sie dann aber (hörbar) runter.

„OK, wo muss ich unterschreiben?"

Ich gebe ihm einen Klaps auf die Schulter.

„Du darfst erst unterschreiben, wenn du das mit dem müssen zurücknimmst. Klingt ja als würd ich die zwingen."

„Schreiben Sie mir was auf für heute Abend?"

„Schon längst passiert."

Ich leg ihm die Hände auf die Schultern.

„Alles klar für morgen?"

„Wird schon schief gehen".

Ich habe keine Angst davor, zu sterben. Ich habe Angst, mich zu verlieren. Nur ich weiß, was in mir vorgeht. Die ganzen unausgesprochenen Träume und Ziele. Verliere ich sie, gibt es mich nicht mehr. Ein Mensch ohne Träume ist nicht. Er existiert nicht. Ich könnte mir keine neuen aneignen. Eine tödliche Erkrankung macht perspektivlos. Ich habe Angst, morgen zu versagen. Ich möchte nichts mitkriegen. Die Vorstellung, dass Teile meines Gehirns entfernt werden, ist für mich nicht greifbar. Ich kann mich ihr nicht stellen. Umgeben von einem Schutzwall, hinter den ich nicht schauen kann, nicht schauen möchte. Und jetzt liegt die Verantwortung für das Gelingen des Eingriffs bei mir. Ich fühle mich zu schwach, um diese Rolle zu übernehmen. Was bin ich für ein erbärmlicher Schwächling! Es geht um mein Leben. Millimeter für Millimeter entferntes Tumorgewebe lässt mich leben. Und er hat mir versprochen, den Weg mit mir zu gehen.

„Du wirst der Erste sein, Egon!"

Der erste, bei dem wir eine Heilung nachweisen können.

„Eine Heilung, Egon!"

Wir können das schaffen. Was bist du bereit, dafür zu opfern, Egon? Was bist du bereit zu tun? Du hast dein Schicksal selbst in der Hand.

Ich vertraue ihm. Ich habe Angst vor ihm. Er hat einen von mir unterschriebenen Freibrief, mich zum Krüppel zu machen.   Mache ich ihn auch als Krüppel berühmt? Ich kann ihm solche Fragen nicht stellen. Er muss doch einhundertprozentig auf meiner Seite sein. Ich darf ihn nicht provozieren.

„Die wurden damals ganz anders operiert. Das kann man mit unserem Vorgehen überhaupt nicht vergleichen."

So hatte er geantwortet, als ich ihn nach der Lebensqualität der „Langzeitüberlebenden", von denen es wohl eine Handvoll gibt, gefragt hatte. Vor der ersten Operation hatte ich häufig „Voller Funktionserhalt" *angekreuzt. Nach der OP berichtete er mir, das es da einen Bereich gegeben habe, wo er ein bisschen was „stehen lassen musste". Um mein Sprechvermögen zu erhalten. Wie ich es gewünscht hatte. Ich war Lehramtsstudent. Geschichte und Philosophie. Nun ist genau da, wo er mein Sprechvermögen erhalten hat, die Geschwulst wieder gewachsen.*

„Da, wo wir letztes Mal nicht ran konnten", hat er gesagt. Nun habe ich alles angekreuzt, um der erste geheilte Patient zu werden. Und wenn ich dann ohne Träume in eine leere Hülle eingeschlossen bin?

Ich habe ihm dreimal exakt die gleichen Worte runtergebetet. Natürlich ist die Situation für ihn nicht einfach. Aber die zu treffenden Entscheidungen sind glasklar definiert. Meine Aufforderung, eine "ja" oder "nein", "richtig" oder "falsch" Entscheidung zu treffen, beantwortet er mit einem Blick, der so wässrig und schal ist, als habe er grade gekokst. Er hat diese Tendenz, sein Schicksal so wahnsinnig überzubewerten. Einhundert Neuerkrankungen pro Jahr, allein in unserer Stadt. Und er guckt, als würde er sich demnächst für das Wohl der gesamten Menschheit auf den OP Tisch schnallen lassen.

Wenn er beim ersten Mal nicht eine mögliche Beeinträchtigung seiner Sprache, die wahrscheinlich nicht mal von Dauer gewesen wäre, kategorisch ausgeschlossen hätte, wäre das mit der Gefühlsduselei wohl für immer vorbei gewesen. Er hatte einen gut abgegrenzten Tumor gehabt. Die Operation lief glatt. Aber an einer Stelle musste ich suspektes Gewebe drin lassen, damit seine steile Lehrerkarriere nicht gefährdet würde. Mittlerweile hat er das Studium geschmissen. „Auf Eis gelegt", wie er mir sagte. „Bis die Sache ausgestanden ist."

Das wieder mit einem Blick, der zeigen sollte, dass die Sache nur mit seinem Tode ausgestanden sein wird.

18:11 Uhr

Im Saal drei ist es zu still. Das ernste Gesicht der instrumentierenden Schwester spricht Bände. Irgendetwas ist vollkommen schief gelaufen. Die kleinwüchsige Schwester dirigiert meinen Blick zum Abwurfeimer. Darin zwei leere Päckchen künstlicher Hirnhaut. Auf ihrem Tisch etliche Mikroinstrumente, die nicht zum Standard gehören. Zudem mehrere Milliliter kostbaren Fibrinklebers zum Abdichten insuffizienter Nähte. Der Vollidiot muss das Rückenmark aufgerissen haben.

Ich sehe ihn nur von hinten. Kann nicht sehen, was er macht. Selbst von hinten wirkt er schwitzig. Viel macht er nicht. Zumindest hat er sich in der letzten Minute nichts von der Schwester anreichen lassen. Eigentlich bewegt er sich gar nicht. Was für eine Fehlbesetzung. Ich fische eine der leeren Hirnhautpackungen aus dem Abwurfeimer, entnehme die Packungsbeilage, entfalte diese geräuschvoll und beginne mit tragender Stimme zu rezitieren.

„Pericardo equino, zu deutsch Pferdeherzbeutel, zum Verschluss von Defekten der Hirn- oder Rückenmarkshaut. Infektionen, Nachblutungen und Verklebungen können auftreten. Bei der klinischen Auswertung von 1096 Patienten war die postoperative Wundinfektionsrate zwei Prozent höher als in der Kontrollgruppe. Einkapselungen, Pseudomembranbildungen oder Fremdkörperreaktionen selten. Bisher wurde von keiner Transplantatabstoßung berichtet. Erhältlich in den Größen."

„Mark, hör auf. Der Junge braucht deine Hilfe."

„3 x 4 cm, 7,5 x 7,5 cm und 10,5 x 12 cm. Um einen wasserdichten Verschluss zu gewährleisten, ist eine Rundumnaht mit einem nicht-geflochtenem Faden der Stärke 4,0 oder kleiner erforderlich. Hierbei ist auf ein planes Aufliegen des Transplantates auf den Defekträndern zu achten. Bei Nichtbeachtung dieser Vorgaben übernimmt der Hersteller keine Verantwortung für das Auftreten chronischer Hirnwasserfisteln oder ihrer Begleitkomplikationen, wie Infektion, Koma, Tod."

Die Schwester verdreht die Augen und schüttelt den Kopf.

„So, Herr Altassistent, der sich bald zum Facharzt anmelden will. Jetzt die Quizfrage. Wird Nichtbeachtung zusammen oder getrennt geschrieben?"

„Mark... hier ist echt richtige Scheiße passiert. Verdammt, verdammt, verdammt."

Dies kaum hörbar geflüstert.

„Also, wie lautet die Antwort. Bei richtiger Antwort wasche ich mich ein, ansonsten geh ich zu meiner Familie zum gemeinsamen Abendessen. Wie sich das an einem Sonntag für eine ordentliche Familie gehört."

Ich ahme das an Tonhöhe und Intensität zunehmende Piepen des Start Countdowns beim Abfahrtslauf nach.

„Ein Wort?"

„Leider nicht! Der Herr muss den Eingriff alleine zu Ende bringen."

Die Schwester faucht mich an. „Mark, lass den Scheiß und wasch dich. Nichtbeachtung ist ein Wort und im Situs siehts aus, als wär jemand mit dem Küchenquirl reingegangen!"

Erst jetzt sehe ich die Rosenfräse auf dem Tisch. Der Kopf der Rosenfräse erinnert an einen Morgenstern.

„Was macht die Rose da?"

Er bewegt sich immer noch nicht und bringt mich zur Weißglut. Atmet der Typ überhaupt noch?

„Ich will wissen, was die verdammte Rose da macht! Fünf Millimeter Diamant habe ich gesagt! Wieso habt ihr dem Schwachkopf die Rose gegeben?! Ihr wisst doch, dass er zwei linke Hände hat!"

Ich schaue über seine schwitzige Schulter in den Situs.

„Verdammte Scheiße!!! Tritt ab! Hau ab! Ich will dich hier nicht mehr sehen. Verlass sofort den verdammten OP-Saal!"

Ich zerre an seiner Schulter. Er blickt mich an. Stirn und Augen feucht.

„Fang jetzt bloß nicht noch an zu flennen! Wer muss denn den Kopf für die Scheiße hinhalten? Du etwa? Nein! Ich,

ich steh dann vor Gericht und soll erklären, warum bei einem Routineeingriff das ganze verdammte Rückenmark zerfetzt wird!"

Ich schau wieder in den Situs.

„Verdammt, du hast es ja noch nicht mal geschafft, die ganzen Spaghetti wieder in den Rückenmarksschlauch zu stopfen!"

Zur Anästhesie. „Habt ihr einen Kortisonstoß gegeben?"

Die Anästhesistin nickt verstört.

„Wenigstens etwas. Will mir nicht auch noch vorwerfen lassen, nicht alles versucht zu haben."

Er steht immer noch neben mir und starrt irgendwo hin.

„Du gehst jetzt auf Station und diktierst ein OP Protokoll, in dem du erklärst, dass der Knochen im Bereich eines alten Bruches so verkalkt war, dass die Diamantfräse immer heiß lief und wir deshalb auf die Rosenfräse wechseln mussten. Die Rückenmarkshaut war durch die chronische Erkrankung so ausgedünnt, dass sie beim Entfernen des Knochens sofort einriss. Beim Hervorquellen der Nervenbündel hast du sofort Kortison gegeben und den Druck im Rückenmarksschlauch durch Verringern des endexpiratorischen Druckes gesenkt. Verstanden?"

Er dampft.

„Und du hast mich natürlich umgehend herbei zitiert. Wenn du das fertig hast, schreibst du den Reha Antrag für die arme Frau. Ich will, dass du sie in der spezialisierten

Querschnittsklinik der Konkurrenz unterbringst. Wenn ich hier in zwei Stunden fertig bin, liegen die Papiere in meinem Fach, klar?"

„Ja Mark."

Er schaut nochmal in den Situs. Schlaff baumeln die Hände auf Höhe seiner Hüften. Alles an ihm ist feucht und schlaff. Er wendet sich ab und schlurft Richtung Tür.

„Tschüss", ruft ihm die Schwester hinterher.

Sie ahnt wohl, dass dies sein letzter Auftritt in einem Operationssaal war.

„Irgendwie habe ich Vertrauen zu ihm".

Das waren vor einem Jahr die Worte meiner Freundin gewesen, als Dr. West uns erklärte, was es mit meinen gelegentlichen Sprachstörungen auf sich hatte.

„Sehr gut, dass Sie gleich zu zweit gekommen sind. Ich überreiche ja selten emotional neutrale Informationen. Entweder sie sind gut oder sie sind schlecht. In beiden Fällen ist die Anwesenheit eines Partners enorm vorteilhaft."

Der Blick empathie-geschwängert.

„Glauben Sie mir, man geht da sonst im Unterbewusstsein kaputt dran. An der Verarbeitung. Auf die kommt es an. Geht nur über Reden. Nicht ausgesprochene Überlegungen bezwecken nur eins, sie verstärken die Ängste."

Während meine Freundin zunächst nach jedem Satz, dann nach jedem Wort nickte und schließlich seine Worte nachzuformen schien, begann sich bei mir ein Kloß aus dem Magen unaufhaltsam die Speiseröhre hochzuschieben und gegen meine bebenden Lippen zu drängen. Ich schluckte mehrfach und versuchte die Panik weg zu atmen.

„Der wichtigste Schritt ist, die Wahrheit zu akzeptieren. Da führt kein Weg dran vorbei. Wie wollen Sie kämpfen, wenn Sie die Gefahr leugnen?"

Weiteres, stürmisches Nicken.

„Ich sage Ihnen was. Ich werde regelmäßig von Angehörigen aufgefordert, die Wahrheit vor den Patienten zu verbergen. Verstehen Sie? Ich soll die behandeln, ohne dass sie wissen, was sie eigentlich haben!"

Sie hing an seinen Lippen.

„Mir wurde schon gedroht und mir wurden hohe Geldsummen geboten - ich habe mich noch nie darauf eingelassen."

Daraufhin stand er auf und fing mit einem „Also..." an, die am Vortag gemachten Bilder meines Kopfes an einen Leuchtkasten zu hängen.

„Ich bitte neben dem Brennen der Bilder auf CD auch immer noch um das Ausdrucken auf Film. Der Computerbildschirm suggeriert immer so ein bisschen

virtuelle Realität. Macht das Verdrängen einfacher. Verstehen Sie?"

Warum erzählte er das alles nur? Ich habe das Gefühl, das er damals schon genau wusste, dass ich ein Angsthase bin. Ich wollte das gar nicht alles wissen. Ich wäre besser sofort rausgegangen und hätte mir hinterher ein wenig wohl dosierte Information von meiner Freundin geholt.

Ich wäre weniger ängstlich in die Operation gegangen. Wozu die Endzeitstimmung?

„Toll, wie er das alles so erklärt hat, oder?"

Sie hatte wirklich „toll" gesagt.

„Du, ich habe einen Hirntumor."

Sie blickte mich an.

„Das hat doch schon gestern der Radiologe angedeutet. Mitsamt seinen wischi-waschi Aussagen, was da jetzt wohl zu tun sei. Kannst dich freuen, dass meine Ma von Dr. West in der Zeitung gelesen hat."

Mich freuen. Werd ich wohl nie wieder.

19:38 Uhr

Auf dem Heimweg begleiten mich böse Geister. Ich habe mir angewöhnt, sie durch Alkohol zu Kompagnons zu machen. In meiner Tasche klimpern ein paar Flaschen warmes Köpi von Station. Vor etwa fünf Jahren wurde die Richtlinie geändert. Dem entzügigen Alkoholiker geben wir seitdem bis zu einer recht flexibel festzulegenden Obergrenze soviel Bier und Schnaps, wie er es gewohnt ist. Wir sind keine Entzugsklinik. Ist für alle wesentlich angenehmer. Was ist das nur mit dem Alkohol? Er betäubt gezielt mühsam ansozialisierte Kontrollmechanismen und erlaubt uns das zu träumen, was uns wichtig ist. Triebkontrolle. Emotionen kontrollieren. Je stärker die Kontrollmechanismen, je eindrucksvoller der Effekt des Alkohols.

Dass er bis zu einer erstaunlich hohen täglichen Menge kaum schädlich, ja sogar in niedriger Dosierung gesundheitsförderlich ist, macht den Versuch zu verzichten nicht leichter. Ein befreundeter Ernährungswissenschaftler sagte mir mal, das einzig Schädliche am Alkohol seien die Verkehrsunfälle. Die Doppeldeutigkeit unterstrich er durch Augenzwinkern.

Zu Beginn meiner Karriere hatte ich mal versucht, nur zu trinken, wenn ich am nächsten Tag frei hatte. Die

Hoffnung, dadurch leistungsfähiger oder manuell geschickter zu sein, hatte sich nicht bestätigt. Ich litt unter Unausgeglichenheit, konnte mit Kritik noch schlechter umgehen als sonst und hatte erstmalig in meinem Leben Ein- und Durchschlafprobleme.

Jetzt hilft er mir, meine Freizeit optimal zu nutzen. Verkehrsunfälle habe ich bisher vermeiden können. Der Motor brummt und meistens dreht sich die Schraube. Es gibt also keinen Grund, sich Sorgen zu machen. Das langsame, aber stetige Vorwärtskommen mag effektiv sein, mein Leben verläuft gegenteilig. Wo der Schiffsdiesel genau kalkulierbare Wegstrecken zurücklegt, wechsle ich unplanbar zwischen hochtourigem Aktionismus und Phasen der Lethargie. Meine Hoffnung ist, letztlich gemeinsam mit den Anderen ins Ziel zu kommen. Ist aber unwahrscheinlich, da meine Lebensweise verschleißend ist. Es ist ein Trugschluss, dass Lethargie erholsam sei. Ganz im Gegenteil. Sie ist ein frustraner Versuch, zu Kräften zu kommen. Trägheit wird als quälend empfunden. Im Leerlauf dreht der Motor höher als im Fahrbetrieb. Die notwendige Rationalität für langfristige Planung ist mir fremd. Schäden spontaner Entscheidungen sind schnell vergessen.

Eingelullt und im Bierrausch wie in Watte verpackt, umhüllt mich nun die beruhigende Enge unserer Wohnung.

Nach all der Hektik im Menschen einsaugenden und ausspuckenden Moloch nutze ich die Geborgenheit, um zu mir selbst zu finden. Das gefundene Selbst ist immer so, wie ich es grad als angenehm empfinde. Wie ein Fähnlein im Winde ändert sich mein Selbstbild. In Abhängigkeit kleiner Gesten, Minenspiele, mehr als durch brutale Schläge. Den heftigen Gegenwind parierte ich schon immer mit stoischer Gelassenheit. Das Ausbleiben jeglicher Reaktion bringt den gescheiterten Umwerfer schnell zur Weißglut. Eine kleine, wahrscheinlich unbedachte Äußerung, ein kurzer Blick (abschätzig?) genügt jedoch, dass ich mich schäme. Sich für sich selbst schämen zu müssen löst Wut aus. Was fällt der dummen Kuh ein, mich so zu bevormunden. Vor allen Leuten. Sie mit ihrem breiten Arsch. Sitzt selbst noch bei strahlendem Sonnenschein mit ihrem Lehrbuch am Baggersee und prägt sich die blödesten Details ein.

Nach dem dritten Bier wird mir langsam klar, dass ihr oberlehrerhaftes Verhalten nur zeigt, dass es ihr so geht, wie den anderen Fotzen auch. Sie hat mich zu häufig gesehen, um sich nicht ab und zu abends, wenn sie wie immer alleine in ihrem Loft auf dem Bett liegt, die Muschi zu reiben und an mich zu denken. An den gar nicht so blöden Dr. West. Jetzt hat sie sich verraten. Reif. In ihrem nächsten Dienst werde ich auch etwas länger bleiben. Komplimente helfen bei ihr nicht. Sie hat sich früh verboten, auf Komplimente zu hoffen. Kommt dann eines daher, ist sie viel zu misstrauisch, um es annehmen zu können.

Ich werde sie im Stationszimmer finden. Wie immer über Akten gebeugt. Ich stelle mich hinter sie. Sie hat mich bemerkt. Ich beuge mich über sie, stelle meinen linken Arm dicht neben ihren auf den Tisch gestützten, schmächtig blassen Arm. Den Kittel habe ich abgelegt. Das Dreieck aus Pectoralis, Deltoideus und Bizepsmuskel umfasst ihre Schulter. Leichte Gewichtsverlagerung bedingt mehr Spannung. Meine Muskeln streichen über ihren Kittel. Ich atme tief ein und frage mich, ob es mir um Rache geht. Egal.

„Du solltest das Cortison erhöhen."

Sie dreht ihren puppenhaften Kopf zu mir.

„Was weißt du denn schon?"

Sie klingt beinahe freundlich. Ein Novum. Ihr Blick wandert von meinen Augen über meinen Arm.

„Genug Zeit zum Trainieren scheinst du ja zu haben."

Natürlich bemerkt sie so was. Ich schaue über sie weg.

„Ich habe mir vorhin die neuen Bilder deines Patienten angucken müssen. Ist mehr geschwollen. Bisschen mehr Kortison und du bringst ihn sicher über die Nacht".

Sie lehnt sich ein wenig zurück. Genug, um mit ihrem Hinterkopf kurz meinen Bauch zu berühren.

„Müssen...?"

Ich richte mich auf. „Die Schwester wollte, dass ich drauf gucke. Der Patient gefällt ihr nicht. Ich hab ihr versprochen, dir Bescheid zu geben."

Eine erfundene Geschichte.

„Danke, Mark."

Sie dreht sich nun auf ihrem Bürostuhl sitzend zu mir um. Ihre Beine im Damensitz zum Rumpf verdreht blickt sie zu mir auf.

„Hast du noch... zu tun?", ihre dünnen Lippen verharren leicht geschürzt.

Ich überlege, wie groß die Wahrscheinlichkeit ist, dass sie meinen Schwanz in den Mund nimmt, wenn ich ihn jetzt rausholen sollte und wie groß das Risiko dann wäre, dass uns jemand überrascht.

Statt dessen sage ich: „Ich mag nicht, wenn du mich vor den Studenten korrigierst. Auch wenn du recht hast."

„Du meinst wohl vor den Studentinnen."

Sie hat wieder Recht.

„Ich hab ein schwaches Ego."

Für den Bruchteil einer Sekunde hat sie auf die Beule in meiner Hose geblickt. Sie schaut mich an und ich erkenne das, was ich im Blick einer Frau am meisten zu schätzen weiß. Pure Geilheit.

Die bekannte, drohend fordernde Intonation bringt mich zurück ins Jetzt. Ich sehe meine Frau fragend an.

„Du hast Sand in die Wohnung geschleppt", wiederholt sie mit etwas Nachdruck.

Ich kann mit so was schlecht umgehen. Es ist möglich, dass ich etwas Sand an den Socken mit rein gebracht habe. Die Schuhe habe ich vor der Tür stehen lassen. Von meinem Platz im Wohnzimmer aus kann ich jedoch nichts Verdächtiges erkennen. Natürlich weiß ich, dass meinem prüfenden Blick kleinere Sandmengen entgangen seien könnten. Aber wenn ich mich richtig erinnere, habe ich nach dem Ablegen der Schuhe auch noch meine leicht klammen Socken mit der flachen Hand abgestreift.

Wer sonst, für den Fall dass da wirklich irgendwo Sand ist, könnte diesen in die vorgestern von der Putzfrau gewischte Wohnung gebracht haben? Laura ist immer noch draußen. Spielt mit dem nervigen Nachbarsjungen. Alle kleinen Jungs nerven. Hat die Putzfrau eventuell den Boden nicht feucht gewischt sondern nur gesaugt? Dann könnten noch Sandreste da sein. Das erscheint mir eigentlich sehr unwahrscheinlich. Trotzdem wage ich einen Vorstoß.

„Schatz, hat die Johanna feucht aufgewischt?"

Die Antwort ist eindeutig. Als ich noch so hin und her überlege, was es noch für andere Möglichkeiten gäbe, den möglicherweise innerhalb der Wohnung vorhandenen Sand zu erklären, fällt mein Blick auf eine kleine Fältelung meiner linken Sportsocke. Dank überschlagener Beine blicke ich plan auf die Unterseite meines linken Fußes. Aus der Fältelung, deren anhaftende Seiten sich mit dem Verdunsten des Fußschweißes langsam zu öffnen beginnen, rieselt eine feine Spur hellgelben Spielplatzsandes auf den Teppich. Mit den Fingerspitzen rolle ich vorsichtig die Socke vom Fuß und es gelingt mir, beinahe den gesamten Sand im Innern der Socke einzuschließen. Vorsichtshalber wiederhole ich die Prozedur an der nicht weniger klammen Socke des rechten Fußes. Auf dem Weg zum Wäschekorb im Bad beantworte ich Marias fragenden Blick routiniert.

„Sind etwas feucht geworden. Laufschuhe waren früher auch mal atmungsaktiver. Verstehe gar nicht wofür man das ganze Geld zahlt. Wo ist denn nun dieser angebliche Sand?"

Der aufgestaute Ärger der letzten Tagen über die faktischen oder erahnten Widerworte meiner Frau muss sich nun so oder so entladen. Ich trinke mich in Stimmung. Es ist immer das Gleiche. Von 0,0 bis 0,5 Promille steigert sich die unbestimmte Unzufriedenheit, deren Kern ich in lichten Momenten immer bei mir selbst finde, in einen seelischen Hass und körperlichen Schmerz, der mir das Gefühl vermittelt, dass irgendwas explodieren muss. Ich alles rausschreien will. Den maßlosen Ärger über mich und mein lächerliches Verhalten. Zwischen 0,5 Und 1,0 Promille reicht ein zufällig entblößter Schenkel, im

Fernsehen wie bei meiner Frau, um die gesamte Anspannung in Geilheit umschlagen zu lassen. Befeuert noch durch die Erfahrung, dass ich leicht angetrunken beinahe beliebig lange eine stahlharte Erektion aufrecht erhalten kann. Über 1,0 Promille kanalisiert sich der gesamte Seelensturm dann in einen Tunnel von Wut, an dessen Ende nichts außer Maria als Ziel zu erkennen ist. Es wird hässlich.

Wir haben uns kennen gelernt in der unwiederbringlichen Phase des Lebens, die durch eine unschuldig naive Gewissenlosigkeit und Egozentrik geprägt ist. Die Aufbruchsstimmung der letzten Schuljahre mit dem Gefühl, die ganze Welt warte nur auf uns. Die völlige Konzentration auf sich und auf das Leben hat dazu geführt, Schwächen zu vergessen und vielleicht sogar zu glauben, dass diese überwunden sein. Sie waren nur notdürftig begraben. Unser Kind präsentiert sie nun nach außen. Unbewusst die verhasste Verletzlichkeit aufgebrochen, exponiert wie das Fleisch eines aus der Decke geschlagenen Karnickels. Erst jetzt, in einem Lebensabschnitt, der von Bereicherung und Stabilität geprägt seien sollte, zwingt mich die Leere im Blick unserer Tochter, mich ehrlich mit mir und meiner Vergangenheit zu beschäftigen. Alles beruht auf Kommunikation. Zu Beginn ist sie direkt, bezieht sich auf

Äußerlichkeiten. Worte dienen nur der Verhüllung von Trieben. Trunken durch die Verliebtheit werden Dinge gesagt, die unter anderen Umständen lächerlich sind. So wichtig Körperlichkeit anfangs erschien, war sie doch zu jeder Zeit nur Randnotiz einer Seelenverwandtschaft, deren vollständige Aufdeckung höchstwahrscheinlich länger als ein durchschnittliches Leben dauern würde. Spiegelbild bedeutet nicht sein Ebenbild, sondern die fehlenden Teile des eigenen Ichs zu erkennen. Die eigenen Stärken und Schwächen treten auf die Beziehungsbühne und präsentieren sich in all ihrer ekelhaften Schönheit.

Angstzustände. Immer häufiger Angst. Angst, Angst. Ängste gehörten schon immer zu meiner Welt. Waren es zunächst schnell verblassende Erinnerungen gewesen, sehe ich mich nun mit offenkundigen Problemen konfrontiert. Schnell habe ich verlernt, mich voll elterlicher Naivität an Kindheit zu erfreuen. Keine Beruhigung mehr durch das Beobachten der Kleinen. Viel häufiger erscheint es mir, als diene das ganze verworrene Schauspiel einzig und allein dazu, Öl auf das Feuer meines Gewissens zu gießen. Unlösbare Probleme, denen ich beim Garen zuschaue. Wann hat das angefangen? Warum habe ich es so spät bemerkt? Das Leben nichts als ein übersteigerter Jahrmarkt evolutionsverneinender Ränkespiele. Konnte nie angenommen werden als das, was es vorgab zu sein. Der Schulweg führt am öffentlichen Zoo des Stadtparks vorbei. Tumbe Interaktion, überlieferte Spielregeln und streng hierarchische Rahmenbedingungen. Zehn Minuten später stehe ich am übermannshohen Zaun des Schulhofes und beobachte mit zunehmender Irritation das Verhalten der Kleinen. Vorgegeben durch genetische Imprägnierung. Keinerlei Spielraum für überraschendes, abweichendes Verhalten. Raufen, Intrigieren, um das Ich zu schärfen.

Wie sehr wünschte ich, dass Laura an den Spielen teilgenommen hätte.

Lauras Klassenlehrerin. Resolut verfolgt sie ihr Ziel, jedem ihrer Schüler zumindest das unerlässliche Rüstzeug für die weiterführende Schule mitzugeben. Bei Laura stößt sie an ihre Grenzen. Das Mädchen stammt aus einem Haushalt, in dem, soweit sie das beurteilen kann, eine Ernsthaftigkeit herrscht, die ihre Schülerin zu bedrücken scheint. Die Eltern schweigsam, egal ob sie reden oder nicht. Sie kommen immer pünktlich zu den Sprechtagen und Laura erstrahlt jedes Mal kurz, wenn sie einen der beiden bemerkt. Bei einem Kind wie Laura hätte sie unter anderen Umständen längst den Schulpsychologen eingeschaltet. Bei Laura hat sie den Eindruck, dass Abwarten noch die bessere Entscheidung sei. Zu zart erscheint ihr ihre Schülerin, als dass sie sie den Fragen des

Psychologen aussetzen wollte. Jedoch wird es immer schwieriger, zu ihr durchzudringen.

Letzte Woche berichtete sie mir am Telefon, das mir die OP Schwester viel zu fest ans Ohr drückte, dass Laura immer häufiger teilnahmslos sei. Das Mädchen zeige dann auch auf laute Ansprache keinerlei Regung. Wenn sie Laura dann in die Augen sähe, wäre das kleine Gesicht ausdruckslos bis zu Unkenntlichkeit. Beim Blick tief in die Augen des kaum atmenden Mädchens verlöre sie sich in einem Gefühl der Hilflosigkeit. Laura kennt diesen Blick, wenn Erwachsene sie ansehen mit einer Mischung aus Mitgefühl und Ratlosigkeit. Als würde sie gerade verbluten und derjenige wüsste nicht, wie ihr zu helfen sei. Sie hasst es. Ist sich ihrer Schwäche, in Kontakt mit anderen, insbesondere älteren und lauteren Menschen zu treten, jederzeit bewusst. Es hilft ihr nicht, getrieben zu werden und immer und immer wieder nach dem warum gefragt zu werden. Der leere Blick signalisiert nur eines, den Wunsch in Ruhe gelassen zu werden.

Schließlich höre sie ein Flüstern, wie von weit weg. Sie unternähme nicht mehr den Versuch, Laura zu einem lauteren Wiederholen ihrer Antwort aufzufordern.

Als Laura im vierten Schuljahr vor der Klasse zur Salzsäule erstarrte und die Kontrolle über Hautfarbe, Schweißdrüsen und schließlich Gleichgewicht vollkommen verlor, sperrte sie sich zu Hause ein und hatte keine Tränen mehr, die ihren Schmerz über ihre unerträgliche Persönlichkeit hätten lindern können. Als sie nicht zum ersten Mal das Hanfseil in den Händen hielt und der Blick aus dem Fenster im zweiten Stock sich an der großen Eiche im Garten festhielt, stieg ein Brodeln in ihr auf, dass ihren zierlichen Körper erzittern ließ. Schließlich verkrampfte sie sich und stieß einen langanhaltenden, schrillen Schrei aus. Der Schrei ebbte erst ab, nachdem ich sie mehrere Minuten in den Armen gehalten und beruhigend auf sie eingeredet hatte. Das Hanfseil hatte sich in ihre Handflächen geschnitten. Stille Tränen liefen über unsere zerfurchten Gesichter. Keine Fragen. Keine Antworten.

20:11 Uhr

Ich nehme den Pulpo aus dem Kühlschrank, entferne den Schnabel mit einer Gabel und spüle das Tier gründlich ab. Ich mag die flummiartige Konsistenz und die plastiksterilen Saugnäpfe. Ich häute ihn ungekocht. Geht auch, entgegen der gängigen Meinung. Ist in der Küche wie in der Medizin. Alles geht, nichts ist unmöglich. Ich bereite einen Weißweinsud vor. Kochen beruhigt mich. Insbesondere wenn ich satt bin. Der Umgang mit den pflanzlichen und tierischen Produkten rückt die Perspektive zurecht. Wir haben auf Gas umgestellt. Das offene Feuer berührt Bereiche, die mir willkürlich nicht zugänglich sind.

Mit dem Rest der Weißweinflasche wirkt der Küchenzauber noch besser. Ein Bier gegen den Durst dazwischen. Eine schwere Müdigkeit kriecht mir die Knochen rauf. Ich habe auf sie gewartet. Das Telefon klingelt. Hab keinen Dienst. Ihr könnt mich alle mal. Vielleicht sind es auch die Eltern. Wie lange hab ich sie nicht gesprochen. 4, 6, 8 Wochen? Freunde rufen nicht an. Zumindest nicht so, dass ich rangehen möchte.

„Ist für dich. Die Klinik."

Immer mit etwas Nachdruck. Die Klinik. Wie viel Tausend Mal haben die schon hier angerufen. Scheint für sie jedes

Mal ein Ereignis zu sein. Ich könnte ihr in die Fresse schlagen, wie sie so dasteht, das Telefon am ausgestrecktem Arm. Der Blick fordernd. Ungläubig ob meiner trägen Reaktion. Ich wische die Hände an der Schürze ab und will das Telefon greifen. Sie deutet an, es zurückzuziehen. Hat sie sich bewegt? Ich reinige meine Hände mit Seife und greife das Telefon.

„Danke."

Sie geht zurück zu Laura ins Wohnzimmer. Als ich zuletzt geschaut habe, zählte Laura ihre Sammlung glattpolierter Kastanien.

„Nein, unsere Wohnung ist nicht besonders groß. Ich habe mir die Hände gewaschen, bevor ich mit dir Rede."

Ich schütte mir Wein nach.

„Mmmh. Aha. Beruhig sie und mach ein Bild. Und schau nach, ob dieser Schwachkopf von Altassistent das Kortisonschema angesetzt hat. Ach so? Gut, dann sag ihm, ich hätte seine Sachen gelesen und sei zufrieden. Er soll sich keine Sorgen machen. Wo gehobelt wird fallen Späne. Schick ihn nach Hause. O.k.? Ja, ruf mich an, wenn die Bilder fertig sind. Was, wer hat Hintergrunddienst? So, so. Du Glücklicher. Ja, Ciao."

Kann sogar die Beine etwas bewegen. Nicht schlecht. Besser als erwartet. Dafür schon jetzt reißende Schmerzen. Ich drücke die Rückruftaste.

„Ja, West hier. Schreib ihr was gegen Nervenschmerz auf. Genau, es gibt Hinweise, dass es nach solch einer Schädigung auch schon früh Sinn macht. Was? Willst du mich verarschen? Such doch selber raus, wo das steht. Ja, nimm das. Das ist gut. Schnell aufdosieren. O.k. Und schick mir die Zitatstelle, wenn du sie gefunden hast. Bis morgen zur Frühbesprechung muss ich das haben, kapiert? Und jetzt lass mich in Ruhe. Nein, nur anrufen, wenn du im Bild was Spannendes siehst. Du mich auch."

Ein guter Mann. Aus dem wird was. Der ruft nicht mehr an. Egal was er im Bild sieht. Ich lehne mich an den Kühlschrank und schließe die Augen.

Der Beginn meiner Karriere stand im Zeichen unerschöpflicher Energie und Regenerationsreserven. Über die Jahre schlich sich eine zunächst positiv empfundene Erschöpfung ein. Endlich zeigten sich innere und äußere Anzeichen des hohen zeitlichen Aufwandes und der Arbeitsverdichtung. Immer mehr Verantwortung, neue Ämter und Verpflichtungen ohne auch nur eine einzige Zuständigkeit abzugeben. Dunkle Augenringe als Beweis der eigenen Leistungswilligkeit. Authentizität als Märtyrer der Krebskranken. Dazu passend der asketische Lebenswandel mit einem Glas Orangensaft am morgen, einem Sandwich zwischendurch und verdichteten Kalorien am Abend. Kaffee immer.

Den körperlichen Tribut zu zahlen war ich immer bereit gewesen. An geistiger Präsenz einzubüßen jedoch nicht. Die Erschöpfung ließ sich immer mit vier bis fünf Stunden Schlaf, möglichst ohne Telefonate, in Zaum halten. Nach und nach hatte sie nun aber Eingang in meine Tagesroutine gefunden. Erst dauerte es morgens etwas länger, sie abzuschütteln. Dann tauchte sie plötzlich tagsüber auf. Nur kurz abschalten, dann ist alles wieder gut. Ich begann, Informationen zu verpassen, die ich sonst immer automatisch in den ihnen zugewiesenen Schubladen archiviert hatte. Schließlich fand ich mich auf dem Rücken liegend wieder. Die Beine auf dem Klodeckel und den Kopf auf einer Klopapierrolle. Pieper aus. Nur fünf Minuten. Fünf Minuten, um die schmerzhafte Müdigkeit aus meinem Kopf zu vertreiben. So ging es nicht weiter. Mach dir keine Sorgen. Sie erkennen dich immer. Wenn du es selber erkennst, haben sie dich längst ausgemacht. Wissen, das du etwas brauchst. Etwas Unaussprechliches benötigst. Um weiter richtig zu funktionieren. Muss er doch. Das schuldest du doch dieser kranken Welt. Sobald die Notwendigkeit da ist, erkennen sie es. Wenn sie gut sind, auch früher. Es treten Möglichkeiten auf. Du musst gar nicht suchen. Dich nicht in dunklen Ecken der Stadt rumdrücken. Es treten Möglichkeiten da auf, wo du bist. Sie finden dich, immer.

„Wie schaffst du das nur?".

Der Leitende der Allgemeinchirurgie hatte mich eines Morgens angesprochen, während er sich die Schuhe zuband. Während alle Welt entweder mit den OP Schuhen oder zumindest mit Slippern auf der Station rumlief, schnürte er sich x-mal am Tag seine italienischen Lederschuhe. Das war aber auch alles an ihm, was außergewöhnlich war. Mitte vierzig, schütteres, vielleicht ehemals flachsblondes Haar, lang gewachsen, schlank, gutmütig distanzierter Gesichtsausdruck, mit dem Ruf eines korrekten Alleskönners im OP ohne Allüren.

Wir kannten uns seit einer gemeinsamen Normfortbildung. Ich musste im Zwiegespräch mit dem Coach die Entscheidung vertreten, eine Mitarbeiterin vor der Facharztreife zu entlassen. Kein Problem. An seinen Beitrag konnte ich mich beim besten Willen nicht erinnern.

„Laut OP-Board hast du dich letzte Nacht ja wieder mit zwei Notfällen vergnügt".

Ich hatte auf der Bank der OP-Umkleide gesessen und mich aus den sechsundzwanzig Stunden am Stück getragenen OP-Klamotten gemüht.

„Waren zwei richtige Scheißfälle. Ein Aneurysma und ein Pseudonotfall bei einem Privaten, der nach Sturz nicht mehr pissen konnte. Guck dir die Abdrücke der verdammten Röntgenschürze auf meinen Schultern an."

Um ein Lächeln bemüht.

Er guckte nicht.

„Irgendwann wird jeder müde. Der eine nur früher als der andere."

Hiermit hatte er seinen Mundschutz zugeknüpft und war Richtung OP Schleuse gestapft.

„Lass dir die Schultern doch von eurer neuen Schülerin massieren."

Irgendwie hatte dieser Wortwechsel, der so einen gänzlich anderen Beigeschmack, besser gesagt überhaupt einen Beigeschmack hatte, als unsere bis dato erfolgten Gespräche, mich etwas erwarten lassen, von dem ich nicht wusste was es war, ihm aber entgegen fieberte. Bei unserem nächsten zufälligen Aufeinandertreffen unter vier Augen eine Woche später, ich hatte grade wieder einen Power-Nap auf dem Klo verbracht, sah er mich an, blickte auf die noch glänzenden Buchstaben „Ltd. OA" auf seinem Spind und sagte, ohne sich zu mir umzudrehen:

„Geh mal zu Müller, der Stationsleitung auf der Uro, und sag ihm, du seist mit mir zum Tennisspielen verabredet."

Ich legte den Kopf auf die verschränkten Arme. Normalerweise nahm ich keine Ratschläge an, aber irgendwie hatte ich damals das Gefühl, von dieser Regel abweichen zu müssen.

Es stellte sich raus, dass dieser Müller einen florierenden Handel mit Uppern und Downern betrieb. Das Preis-Leistungs-Verhältnis erschien mir hervorragend und ich konnte es mir nur mit Beziehungen Müllers zur Apotheke erklären. Fragen konnte ich ihn nicht. Seit nunmehr drei Jahren haben wir ausschließlich über Tennis gesprochen.

Der Pulpo sitzt zusammengeschrumpft mit einem vorwurfsvollen Blick im Topf. Ich werfe ein bisschen Knoblauch, ein paar Zitronenscheiben und etwas Koriander rein und schließe den Deckel wieder. Nach Öffnen einer weiteren Flasche vom Weißen beginne ich den Tisch zu decken. Laura kommt auf ihrem Steckenpferd angehopst und bietet ihre Hilfe an. Ruhig schaut sie mich mit ihrem engelsgleichen Antlitz erwartungsvoll an.

„Hast du Lust, Servietten zu falten?"

Begeistert bindet sie ihr Steckenpferd an der Türklinke fest und beginnt in der Schublade nach drei gleichen Servietten zu suchen. Vorsichtig und bedacht. Ich streichle ihr über den Kopf, woraufhin sie kurz inne hält und mich anschaut.

„Schöne Servietten, findest du nicht auch? Herbstliche Farben."

Ich nehme das Besteck. Gabel links. Messer rechts. Weinglas rechts der Mitte, außen daneben das Wasserglas.

Rituale. Ich finde sie lächerlich und mich bemitleidenswert bei ihrer Durchführung. Jedoch brauche ich sie. Die Stabilität. Ohne die Stabilität spendende Wirkung von Routinehandlungen verlöre ich ganz schnell den Halt an der glitschigen Wirklichkeit. Die wiederholte Strukturierung dessen, was ich als Realität wahrnehme, immer wieder nach demselben Muster, ermöglicht es mir, in der Wahrheit zu bestehen. Nur bei mir selbst fühle ich mich geborgen. Will nicht im Rudel leben.

Wir essen gemeinsam. Das ist eine Seltenheit. Es heißt, gemeinsame Mahlzeiten seien einer der Grundpfeiler eines funktionierenden Familienverbandes. Die ebenso einfache, wie existentielle Handlung der Nahrungsaufnahme dient vor allem der Charakterbildung. In jeder, ganz besonders so aber in der öffentlichen Situation, ist Kontrolle die wichtigste Fähigkeit. Kontrolle über die vereinbarungsgemäße Verbringung der Nahrungsmittel mit Hilfe der passenden Utensilien, die Körperhaltung ist wichtig. Nicht schmackhaftes Essen scheinbar zu genießen ist anständig. Nicht kleckern, klirren, klauben. Nicht schnaufen, husten und pusten, nicht aufstehen, nichts wegnehmen, nichts sehen. Alles mit den Fingern essen. Keine Distanz. Das erscheint mir angemessen. Riechen und Schmecken sind erst zusammen mit Fühlen echtes Erleben. Aber natürlich essen wir korrekt und Laura wird angesichts ihres noch fast vollen Tellers ermahnt. Ich gebe ihr alle meine Kartoffelecken im Austausch gegen ihren Pulpo. Mit den Fingern essen, ein wenig schmatzen - genießen. Verboten. Ich schenke mir Wein nach. Meine Frau hebt ihr leeres Weinglas ein wenig an, und ich schenke auch ihr ein volles Glas nach.

„Wie war es heute in der Klinik?"

Ich bin nicht nur nicht in der Stimmung, sondern schlichtweg nicht in der Lage, auf solche allgemein gehaltenen Fragen inhaltsvoll zu antworten.

„Das übliche."

Ich denke angestrengt nach.

„Delle hat Mist gebaut."

„Delle?"

„Dellmann. Unser Altassistent. Hab dir schon oft erzählt, dass der Typ im falschen Beruf ist. Ich glaube, er weiß sogar, dass er seine Talente falsch einsetzt. Aus irgendeinem Grund beharrt er auf seiner Entscheidung, ausgerechnet Neurochirurg werden zu wollen."

„Vielleicht traut er sich nicht. Glaubst du wirklich, er weiß von seinen Talenten überhaupt?".

Es erscheint uns allen so offensichtlich. Buchhalter sollte er werden. Prokurist in einer kleinen Firma. Mit seinem eigenem Büro und seiner eigenen Ordnung. Aber vielleicht weiß er es tatsächlich nicht. Oder weiß es und will es einfach nicht.

„Er wird sich nach der heutigen Aktion entscheiden müssen."

Maria hat das Talent, die richtigen Fragen zu stellen. Nicht immer im richtigen Moment, aber den gibt es bei mir auch selten. Laura knabbert grade an der letzten ketchupgetränkten Kartoffelecke. Das eiskalte Weißweinglas in der Hand schaue ich Maria und Laura an und erahne eine ferne Vollständigkeit, die wohl das höchste Gut im Leben sein muss.

21:17 Uhr

Wein und Bier haben die allgegenwärtige Angst vor dem Folgetag erträglicher gemacht. Sie ist nie weg. Und sie wird letztlich gewinnen. Die Hoffnung auf Heilung habe ich aufgegeben. Immer weiter machen. Nie stehenbleiben. Ein paar Mal habe ich versucht auszubrechen, aus der ewigen Betäubung durch Arbeit und Alkohol. Es hat immer an einem Abgrund geendet. Der Schmerz war zu groß und so real, dass ich lieber bis in alle Ewigkeit tumb weitermachen will, als mich ihm nochmals zu stellen.

Ich schweife beim Vorlesen ab, komme wieder zu mir. Höre meine Stimme Sätze vorlesen, deren Bedeutung sich mir nicht erschließt. Ich halte inne. Lauras Kopf liegt schwer auf meinem Arm. Jetzt regt sie sich, schlaftrunken.

„Warum liest du nicht weiter, Papa?".

Ich lese weiter. Ich verstehe nicht, was ich lese und ich bin unsicher, ob Lesetempo und Intonation zur Geschichte passen. Ich nehme die einzelnen Worte kontextfrei wahr. So wie sie sind betone ich Buchstaben für Buchstaben ohne Rücksicht auf Zusammenhänge. Worthülsen. Laura reagiert nicht. Begreift sie, was ich sage? Sie atmet tief und gleichmäßig. Ich reihe weiterhin isolierte Worte aneinander. Schöne, beruhigende Worte. Warme, gelbe Worte, ein paar himmelblaue, kaum rote. Ein Kapitel endet. Ich lege das Buch zur Seite und entwinde mich Lauras Umarmung. Ich stehe neben ihrem Bett. Erwachsene entwickeln sich im Laufe ihres Lebens zu schnarchenden, pfurzenden, schwitzenden, stinkenden unförmigen Schläfern, deren Nachtruhe nichts Schönes außer dem Erholungswert abzugewinnen ist. Ein schlafendes Kind ist Verheißung auf alles Jenseitige. Es ist der einzige Moment, in dem ich den Wunsch nach göttlicher Schöpfung verstehen kann.

Das Sofa steht sperrig an der dem Fenster zugewandten Wand. Eigentlich der beste Platz für ein Regal (vielleicht mit Büchern?), aber die Anordnung unserer Möbel ist dem Blick über die Stadt geschuldet. Wie hasse ich die fernseherzentrierten Wohnzimmer meiner Kollegen. Maria räkelt sich und schaut verträumt aus den verglasten, bis zum Fußboden reichenden Türen zur Loggia. Deren transparente Brüstung hebt die Grenze zwischen drinnen und draußen wundersam auf. Die Rollladen klappern im Wind.

Ich schlage die Decke über ihre angezogenen Beine. Sie wendet mir ihren Blick zu.

„Mir ist nicht kalt, aber..." Ihre Stimme tief und zart.

„Schau dir die Farben des Himmels an."

Wieder empfinden wir gleich. Der Himmel ist wolkenlos und in seiner Farbdichte zum Greifen nah. Er glüht noch ein wenig nach und seine verblassende Resthelligkeit geht über in die dunklen Lichter der Stadt. Die Farbe des sich ankündigenden Winters lässt sie frösteln. Ich möchte die Stille genießen. Maria hat mich beim Essen noch nach dem morgigen Eingriff gefragt. Ich musste wohl mal erwähnt haben, dass morgen eine große OP ansteht und sie hatte es sich gemerkt. So wie sie sich alle uns betreffenden Fakten einprägt. Ich hatte mich über ihre Frage gefreut und ihr erzählt, dass es die zweite Operation von Altar sei. Sie konnte sich sogar noch an die erste Operation erinnern und an meine Enttäuschung über den Ausgang. Ich glaube, sie hat „Wut" gesagt. Befeuert durch den Alkohol habe ich ihr erzählt, dass wir morgen Geschichte schreiben werden und ich mich diesmal auch nicht durch die Engstirnigkeit von Altar bremsen lassen werde.

„Manchmal muss man die Leute zu ihrem Glück zwingen."

Der Rotwein hat ein intensives, feinwürziges Muskat-Bouquet. Tiefrot, beinahe schwarz, steht er ölig im Glas. Nach einem kurzen Diskurs über den morgigen Schulausflug Lauras (ausgerechnet in einen Klettergarten), beziehungsweise meiner Unterrichtung über denselben, habe ich das Gefühl, genug für den heutigen Tag gesagt zu haben und sinke immer tiefer in das Sofa ein. Ein paar

Gedanken über meine eigene Bedeutung gelingen mir, dann übernimmt das Gefühl der Absurdität aller Dinge, einschließlich meiner Person. Die Gedanken wandern tief, weit unterhalb der Oberfläche. Ungebremst durch emotionale Kontrolle umkreisen sie unbekannte Wahrheiten.

Dann sehe ich Altar vor mir. Er sitzt mit beleidigtem Gesichtsausdruck auf einer Art Podest und sieht mich an. Der Blick wie immer wässrig schal. Während ich ihn betrachte und mich frage, ob das Podest in seinem alternativ eingerichteten WG-Zimmer stehen könnte, beginnen seine Formen zu zerfließen und nun sitzt dort auf dem Podest der eingefallene Pulpo mit ähnlich saurem Gesichtsausdruck. Eine Zitronenscheibe rutscht schleimig an seinem Kopf entlang. Seine Saugnäpfe färben sich rot und er scheint immer mehr zusammenzufallen. Als würde man die Luft rauslassen. Er fixiert mich mit seinen tellergroßen, schwarzen Augen und beginnt sein Maul zu öffnen. Ein riesiger, mit Widerhaken besetzter Schnabel beginnt sich mir entgegenzustrecken.

„Mark, Mark. Hast du schon geschlafen?"

Maria steht mit der Rotweinflasche vor mir.

„Bin wohl etwas eingedöst."

Schlaftrunken nehme ich wahr, wie Maria mir von ihrer neuen Kollegin in einer Detailversessenheit berichtet, die ich anfangs bewunderte. Jetzt geht es mir wie bei

Vorträgen untalentierter Kollegen. Ich merke mir vielleicht den ersten und den letzten Satz. Ist mir der letzte Satz nicht schon nach dem ersten klar, versuche ich auch dem Mittelteil zu folgen. Aber irgendwann verliert sie mich immer. Es tut mir leid. Sie ist so bemüht. Ich höre zu und fühle mich allein.

Sie ist mir fremd. War es von Geburt an. Wusste nie, wie ich mich verhalten soll. Vom ersten Tag an lebte ich ihre Zukunft mit. Sollte der letzte Tag kommen, wird sie mich ansehen und fragen, wozu dies alles gut war. Und ich werde es nicht wissen. Was es wert gewesen ist? Wo ich war, wenn sie mich brauchte? Angesichts all der überwältigenden Ungerechtigkeiten, Gemetzel, Hunger, Vernachlässigung, Tod - überall und jederzeit Tod, Tod, Tod - erscheint es mir unbegründbar und unangemessen, dermaßen viel Energie und Ressourcen in die Behandlung dieser Untoten zu stecken. Eine Verlängerung des Überlebens mit der Chemokeule um vielleicht mal ein Jahr. Ein paar Monate mehr, erkauft unter Schmerzen. Das Schleimhaut zersetzende Mittel bereitet den Todgeweihten auch optisch auf seine Bestimmung vor. Die Einzelschicksale prallen an der Fassade des Sarkasmus ab und werden in ihrer Unwichtigkeit schließlich lächerlich und unbedeutend im Sinne von wirklich nichts bedeutend. Die ganzen oberlehrerhaften Dummschwätzer verdienen in ihrer Beliebigkeit keine Aufmerksamkeit. Und dann ist da dieses verletzliche Wesen. Aus dem Nichts unserer Gene und den Bedingungen ihres Heranwachsens entstanden. Sie hasst ihr Dasein, ihr fehlendes Schutzschild gegen die Ungerechtigkeiten dieser Welt. Unser Werk. In ihren Augen spiegelt sich das Universum und ich falle hinab in ihre Seele. Ihre eigentlich blauen Augen sind in diesem Moment dunkel. Ihre Haare auch. Ihre Seele ein tiefer See. Das Wasser schwarz. Der See ist von Felsen und Wäldern umgeben. Die Oberfläche ist spiegelglatt. Wie Öl. Als wäre eine Zellophanfolie drüber gespannt. Die Finsternis zieht mich magisch an. Ich habe Angst vor der Unkenntnis, dem Unbekannten, weiß aber auch, dass der schwarze See mich zärtlich umfassen wird. Das kalte Wasser wird sich samtig und warm anfühlen. Je tiefer ich falle, je geborgener werde ich mich fühlen. Wie kann ein kleines Mädchen einen so tiefen See in sich tragen? Woher soll sie die Kraft nehmen? Wie soll sie verstehen, dass es nicht schlimm ist? Wie soll sie meinen Blick verstehen, der ihr hoffnungslos vorkommen muss? Sie kann sich nicht mitteilen. Ich muss ihr Leben erträglicher machen. Ich reiße mich los und blicke aus dem Fenster, in der Hoffnung etwas zu sehen. Seit ich mich immer häufiger in den Tiefen ihrer Seele aufhalte, seit ich anfing, sie in Gedanken mitzunehmen, seit ich nicht mehr an ihr Leben sondern an die Tiefe ihrer Seele denke, befinde ich mich bereits zu nah am Rande eines fernen und doch unübersehbaren Abgrundes.

In dieser seelensumpfigen Verfassung hatte ich die Radikalität in mir entdeckt. Ideen begannen ohne Konventionshörigkeit zu entstehen. Einfälle, die es nie bis zu Bewusstseinsebene geschafft hätten, weggefiltert von Moral und Konvention, manifestierten sich nun in Gegenwart und Wahrnehmung. Die Konsequenz, mit der ich Gedanken zu akzeptieren und zu Ende zu denken begann, hatte zu einem kompromisslosen Behandlungskonzept geführt. Es gibt ihn nicht, den emanzipierten Patienten. Ich erkannte den Selbstbetrug und begann den Patienten wieder zu dem zu machen, was er immer war und immer sein wird. Den willfährigen Partner bei der Durchsetzung des medizinischen Ziels. Klare Spielregeln, klare Entscheidungen. Ich hatte mich auf Versagen eingestellt, nun habe ich Erfolg. Morgen steht die letzte Etappe auf den Gipfel an.

22:10 Uhr

Im Arbeitszimmer stehen noch die halbe Rotweinflasche von gestern und das dazugehörige Glas. Der eingetrocknete Rotweinrest am Glasboden schuppt sich beim Auffüllen schwärzlich ab. Ich rühre ein wenig mit dem Finger, um die flottierenden Kristalle aufzulösen. Mit geringem Erfolg. Meine Mutter und Maria würden mir das Glas wegnehmen. Meine Schwiegermutter nicht. Während der Computer hochfährt, sinniere ich über die Paradoxie der weiblichen Beziehungen. Ich denke, dass der vorprogrammierte Konflikt zwischen den Generationen nur dem Wohl des Mannes dienen soll. Ich oder sie. Die erwählte Partnerin muss ihren Mann zwingen, sich von der mütterlichen Umsorgung abzunabeln. Sonst kehren wir irgendwann alle in Mamas Schoß zurück. Irgendeiner Mama. Der Bildschirm flackert auf, die Software startet tonlos. Der Rotwein vollmundig.

Stefanie Müller, Diplomingenieurin. Ein Allerweltsname und ein nichtssagender Beruf. Über ihren Vater habe ich sie schnell ausfindig gemacht. Sie ist Projektleiterin bei Geuss & Söhne, einem mittelständischem Bauunternehmen im Speckgürtel der Stadt. Studium in Potsdam und – natürlich - Auslandsaufenthalt. Am Kings College in London. Zwei Semester. Wahrscheinlich Erasmus. Und wahrscheinlich inklusive des üblichen Kennenlernens verschiedenster Spielarten von Alkoholgenuss und Geschlechtsverkehr. Auf ihrem teilweise freigegebenem Facebook Profil sehe ich, dass sie aus Königswusterhausen stammt. Hatte mir schon gedacht, dass die Müllers zugezogen sind. Im Osten waren nackt am Strand rumlaufen, Selbstgebrannten saufen und Ficken die einzigen Ablenkungen von einer wohl kaum zu überbietenden Alltagstristesse. In den letzten Jahren haben die Müllers nun mit ihrem gebrauchten 5er BMW ganz Europa bereist. Sie hat 143 Freunde im sozialen Netz und ein viel zu strenges Profilfoto. Von den Freunden kennt sie wahrscheinlich nicht mal die Hälfte persönlich. Geburtsjahr kann nicht stimmen und Familienstand ist blank. Als ich mich grade über die spärlichen Informationen und ihren ostigen Verfolgungswahn ärgern will, bemerke ich, dass ihr Fotoordner freigegeben ist.

Die Handy-Uploads spare ich mir auf. Im Ordner „Gran Canaria 2010" erscheint sie mit Mann und Kind in gestellten Posen. Keine Strandfotos. Sie sieht etwas schwanger aus. Das bestätigt sich im Ordner „Zu Hause 2011". Wahrscheinlich irgendein Schrebergarten in Königswusterhausen, viele alte Menschen, sie und der Mann mit einem irre feixendem Sohn und einem Baby. Im Jahr 2012 finde ich einen vielversprechenden Ordner namens „Hiddensee". Die Familie am Strand. Ich hatte es auch nicht wirklich zu hoffen gewagt, aber niemand ist nackt. Trotz Tunika und Wickelrock meine ich zu erkennen, dass die beiden Schwangerschaften keine Spuren an ihr hinterlassen haben. Die Körbchengröße bleibt aber unklar. Oder? Ich vergrößere das Bild maximal und eine querverlaufende Falte ihrer Tunika in Brusthöhe erscheint mir jetzt nicht mehr durch das Fallen des Stoffes erklärbar. Dafür wölbt sie sich zu gleichmäßig vor.

Der Handy-Upload Ordner ist prall gefüllt mit Leben. Ich bin überrascht. Kaum Fotos ihrer Familie. Sie mit diversen Freundinnen und auch Freunden. Häufig mit einem Glas in der Hand in die Kamera grinsend. Die andere Seite der Businessdomina. Schließlich werde ich fündig. Eine Fotoserie von ihr auf einem Silly Konzert. Auf einem Foto reckt sie, den Mund wie zum Schrei aufgerissen, ihren halbgefüllten Plastikbierhumpen in die Höhe. Das Tanktop gibt in der Profilaufnahme den Blick frei auf einen großen Brustansatz. Die straff voluminöse Halbkugel lässt sich weit in Richtung ihrer Konvexität verfolgen. Kein BH, die Haut gleichmäßig gebräunt.

„Die hat es faustdick hinter den Ohren", höre ich mich sagen und blicke dann schnell zur Arbeitszimmertür. Maria steckt ihren Kopf immer im falschen Moment herein. Diesmal nicht. Alles liegt still. Faustdick, denke ich und nippe am Rotwein. Mindestens ein C-Körbchen. Ohne lange drüber nachzudenken, logge ich mich ein und schicke ihr eine Freundschaftsanfrage mit der Nachricht. „Hallo Fr. Müller! Wollte ihnen nur sagen, dass ich jetzt ins Bett gehe, um morgen für die Operation ihres Vaters topfit zu sein! Mit besten Grüßen, ihr Dr. West." Abgeschickt.

Es ist eine Grauzone. Aber sie ist ja nur die Tochter eines Patienten und meine Nachricht völlig unverfänglich. Was stellt die auch Fotos ihrer Titten ins Netz? Noch ein paar Mails beantworten. Ich höre wie Maria ihre Zähne putzt. Das Kinderzimmer liegt ruhig. Ich atme tief durch. Der Moment des Tages, an dem ich in mir ruhe und mich im Gleichgewicht mit meiner Rolle fühle. Der Wunsch, dass dieser Moment lange anhält wird konterkariert durch den vorrückenden Minutenzeiger der analogen Wanduhr. Es ist kompliziert. Grundsätzlich hilft Schlaf. Ich schlafe gerne. Im Schlaf passiert nichts, was mich betrifft. Nie fühl ich mich sicherer. Dem Moment des Einschlafens folgt jedoch unmittelbar das Aufwachen. Und damit der schwierigste Moment des Tages. Sich trotz aller Herausforderungen der kommenden Stunden, die ungeplanten nicht einmal miteinbezogen, aufzuraffen. Sich gegen den Berg von Schutt an Versagensängsten zu stemmen und aufzustehen. Dann schnell in die Routine eintauchen, die zumindest bis zur OP Umkleide hilft. Morgen steht Egon auf dem Programm. Die anderen sechs an der Operation beteiligten Personen schlafen sicherlich schon ruhig ihren naiven

Schlaf der Nichtverantwortlichen. Ich gieße mir den Rest der Flasche ein und suhle mich im alkoholschwangerem Gefühl der Wichtigkeit.

23:43 Uhr

„Schneiden sie mich auf."

Oder so ähnlich.

Müsste es klingen

Wenn wir wüssten

Was wir täten

So aber

Es ist wahr

Das ihr alle nur per Zufall

Unterm Messer landet

Und je nach Laune und Uhrzeit

Nach wohlgemeintem

Gutdünken

Mit zumeist sauberen

Instrumenten

Filetiert und reduziert

In eurer Körperlichkeit

Werdet

Good Bye Unversehrtheit

Der Ärzteblog ist zu recht passwortgeschützt. Was früher Feldenkrais war ist heute anonymes Auskotzen unverdaulicher Alltagsrezeptionen im Online-Portal. Im

Zerfall entsteht aber auch Neues. Man braucht nur die richtigen Antennen, um sich am Untergang der anderen satt zu saugen. Mich erfrischt das Versagen der anderen. Es ist alles ein Wettkampf. Hier die Verlierer. Schau sie dir an, wie sie ohne einen Funken Stolz ihre Probleme öffentlich machen. Was erwarten sie? Hilfe? Heilung? Sie ernten falsch verstandenes Mitgefühl und merken zu spät, dass die Ernte sie weiter schwächt. Sie geben auf und enden im Destruktivismus des Kollektivs der sich selbstbemitleidenden Jammerlappen. But I am so different. Or am I? Vollkommene Entspannung. Dumpfes Glücksgefühl. Die zu reale Tätigkeit des Zähneputzens lass ich lieber aus und schleiche zum Bett. Strampel mich aus Pullover und Hose, die als Bettvorleger liegen bleiben und lege mich auf die dreimal längs gefaltete Bettdecke. Arme und Beine überhängend ist dies die Position, in der sich Rücken und ansetzende Sehnenplatten in Einklang mit meinem betäubten Gemüt befinden. Mit der linken Hand greife ich meinen auf minimale Lichtstärke eingestellten e-Reader und verstehe, wie Karl Roßmann sich in unwirtlicher Umgebung und zu Tode erschöpft, auf einem Haufen Vorhänge liegend wohlfühlen konnte.

00:09 Uhr (Montag)

Das letzte Glas Rotwein ist zu viel gewesen. Lesen zu mühselig, die Buchstaben nicht ausreichend voneinander unterscheidbar. Fünf Stunden Zeit für die Leber mich zu entgiften. Mehr als genug. Bei der letzten betriebsärztlichen Untersuchung waren die Leberwerte nur leicht erhöht. Ich habe was von einem kürzlich durchgestandenem Virusinfekt gesagt und bin nicht zum Kontrolltermin erschienen.

In den letzten Wochen scheinen immer geringere Mengen an Alkohol das Samttuch über mein Hirn zu legen. Ein naheliegender Schluss ist, dass meine Leber unter der Dauerbeschäftigung zu leiden beginnt. Dies ist beängstigend, erfüllt mich aber auch mit Stolz. Neben meinem Ruf als Chirurg und Wissenschaftler habe ich hier einen weiteren Beweis meiner Effektivität. Gut erscheint auch, dass es nun so oder so kein Zurück mehr gibt. Ich erinnere mich vage, dass eine leidende Leber beim Aussetzen der Noxe häufig Tumore entwickelt. Herzinfarkt, Schlaganfall oder Demenz sind verhandelbar, Krebs nicht. Es endet immer in einem Zustand der Verwesung bei lebendigem Leib. Igitt. Also nicht aussetzen.

Dass der Tumor ein Jahr nach der ersten Operation wieder zu wachsen angefangen hat, wundert mich nicht. Egon ist ein krebsiger Typ. Wenn er nichts zu leiden hat, geht es ihm schlecht. Immer wenn ich ihn anrufe, um ihn an Kontrolltermine zu erinnern oder mich nach seinem Befinden zu erkundigen, beginnt er, das Gesprächstempo auf das am Telefon mögliche Minimalmaß zu reduzieren. Jede Aussage hallt im Raum nach und erlangt so eine übertriebene Bedeutung.

„Egon, wie geht es Dir."

„ .... Gestern hatte ich ein wenig Kopfweh."

„Ja, das hör ich im Augenblick häufig von meinen Patienten. Diese Temperaturschwankungen sind nix für eure Narben."

„............ Der Kopfschmerz ist so wie damals."

„Was meinst Du?"

„.............. Wie damals. Vor der ersten Operation."

Ich räuspere mich.

„Ach, das bildest du dir nur ein. Kopfschmerz ist Kopfschmerz. Wie läuft das Studium?"

„.............. Seit ich wieder Kopfschmerzen habe, kann ich mich noch schlechter konzentrieren."

„Egon, du musst lernen, den Mist zwischen den Kontrollterminen zu vergessen. Du musst dir noch nicht mal einen Knoten ins Taschentuch machen, an die Termine erinnere ich dich."

„..............Ich versuchs".

Normalerweise gelingt es mir, jedes Patientengespräch so zu beenden, dass ich als allwissender Wohltäter dastehe und mich gut fühle. Egon zwingt mich zur Reflexion. Er geht seit Anfang an nicht auf das vorgesehene Rollenspiel zwischen dem Hilfe Suchenden und dem Wissenden ein. Als ich ihm mitteilen musste, dass wir das Ergebnis der letzten Bildgebung besser in der Klinik besprechen sollten, sagte er nur „Sehen Sie."

Egon war der erste Patient, bei dem ich mein Operationskonzept vorbehaltlos angewendet hatte. Der zweite Eingriff muss gelingen.

Alles muss raus.

Das Telefon klingelt. Wir spielen grade Karten. Mike und Bernhard von der Uni sind da. Wie beinahe jeden Freitagabend. Während andere Fußball gucken, spielen wir Karten und diskutieren über Dinge, von denen wir eigentlich keine Ahnung haben. Dass ich wegen meiner Medikamente ungern Alkohol trinke, haben die beiden wohl akzeptiert. Scheint sie nicht mehr beim Trinken zu stören. Freitag nach 20 Uhr ruft eigentlich nur einer an, Dr. West. Mein Neurochirurg. Die erste Operation ist jetzt fast ein Jahr her. Gestern war wieder der dreimonatliche

MRT-Kontrolltermin. Wenn alles wieder in Ordnung ist, wollen wir das Kontrollintervall auf ein halbes Jahr strecken. „Länger aber nicht, damit wir nix verpassen", pflegt er zu sagen.

Meine Stimmung schlägt um. Als würden der Teufel und die Lottofee gleichzeitig anrufen. Die Hoffnung auf eine weitere Absolution und die Angst vor der schlechten Nachricht wiegen sich auf. Die Zeit bleibt stehen.

„Ich geh mal ran." höre ich mich sagen.

Der Hörer nähert sich meinem Ohr.

„Hallo?"

„Egon, wie geht es dir? Hier ist Mark West!"

Ob er wohl bei allen Patienten immer so gut drauf ist? Jedoch schwingt etwas Bedrohliches in seiner Stimme mit. Ich verliere den Boden unter den Füssen.

Noch sieben Stunden bis zum Schnitt. Der Schnitt. Das Privileg, einen Mitmenschen aufschlitzen zu dürfen, erkauft durch Sturheit und Fleiß. Ohne das ganze Ausmaß der hiermit verbundenen Verantwortung auch nur zu ahnen, werden die Nächte erst rot, dann schwarz, dann grau.

Rot. Der panische Versuch, alle Eventualitäten theoretisch durchzuspielen. Alles wissen. Das kann und dies darf nicht passieren. Jedes Detail muss vorweg bekannt sein. Man muss alles wissen. Welcher Patient mit welchen Daten?

Welcher Zugang? Welches Instrument? Welcher Winkel, welcher Assistent? Welche Lagerung? Welche Schwester? Welche Bilder? Wie geht´s weiter? Alles muss im Schlaf klappen. Die nächste Operation - wie viel fräsen, wie viel schneiden? Wie komme ich an den verdammten Tumor!?

Mitten in der Nacht Herzrasen. Immer und immer wieder der Versuch, eine belastbare Lösung zu finden. Erneut behutsam das Bett verlassen, um niemanden zu wecken. Im Licht des Kühlschranks, der das einzige gedämpfte Licht noch mit kühler Luft entsendet, Studium des Anatomieatlasses. Die Normanatomie mit dem Individualfall in Übereinstimmung bringen. Unmöglich, der ganze Aufbau ist durch die Geschwulst verändert! Panik. Ich schaffe das nicht.

Lösungsstrategien. Ich werd schon irgendwie hin kommen. Dann kratz ich ihn etwas an, so dass der Radiologiebefund zumindest eine Arbeit am Tumor erkennen lässt. Das Resttumorgewebe erkläre ich den Kollegen durch eine plötzliche Blutung oder Verschlechterung der Potentiale, die mich zum Aufgeben zwang. Dem Patienten sagen wir, man hätte einen Großteil entfernt.

„Sie haben sich wirklich toll erholt von dieser sehr belastenden Operation."

Und „Sie sind ein richtiges Stehaufmännchen, nicht klein zu kriegen."

„Ja, der Tumor ist entfernt. Bis auf die Anteile, die mit dem Gehirn so verwachsen waren, dass eine weitere Entfernung Ihnen großen Schaden zugefügt hätte."

„Nichts zu danken. Wir erfüllen nur unsere Pflicht."

Nach Erhalt der Diagnose entscheiden sich die, die es besser gekonnt hätten, gegen eine erneute Operation. Der Aufwand erscheint ihnen nicht gerechtfertigt angesichts des geringen möglichen Gewinns. Gewinn von Überlebenszeit. Aus betriebswirtschaftlicher Sicht schon gar nicht.

„Nein, nein, das Wichtigste war, dass wir die Diagnose haben. Jetzt muss nur noch die Chemo das Ding in Schach halten."

Schwarz ist die Erkenntnis. Die Erkenntnis, dass erfüllte Wünsche mehr Tränen verursachen als unerfüllte. Dass der Beruf in erster Linie aus Arbeit besteht. Eine Arbeit, für die es selten Dankbarkeit gibt. Das Schöne unverhältnismäßig unterrepräsentiert. Ein immenser, ein gefährlich großer Aufwand für ein Ziel, das immer mehr in die Ferne rückt, je näher man ihm kommt.

Einhundert Stunden Arbeit. Ein zombihaftes Dasein außerhalb der Klinik. Für was? Es muss eine Berufung sein, sonst geht man ein. Egal, wie gut man ist. Deshalb wären so viele Kollegen in so vielen anderen Berufen besser aufgehoben. Mann muss sich freimachen von jeglicher Verirrung über den Zugewinn - an Lebensfreude? Alles

Quatsch. Was bleibt bist Du mit einem aufgebahrten Menschen im OP-Saal. Die Aussicht auf Vorwürfe und Klagen ist groß. Wenn du die Zeit im Operationssaal nicht genießen kannst, ist es aus. Falsche Wahl. Passiert. Quäl dich nicht. All diese Qual für was? Du bist noch nicht mal annähernd gut. Niemand wird dich vermissen.

Und dann schrillt der Wecker und man steht auf. Man geht hin und ergibt sich dem Scheitern.

01:17 Uhr

Die grauen Nächte. Die graue Phase ist Folter im Halbschlaf. Alles, alles stellt sich dann in Frage. Die schwarze Klinik ist der Stachel, der graue Alltag der Tod. In blankem Entsetzen endende Kreuzverhöre. Nur manchmal lässt es sich kontrollieren, und es ist wieder träumen und vielleicht sogar Schlaf möglich.

Die mit dem Rotwein heruntergespülten Schmerztabletten dämpfen den dumpfen Schmerz im Kreuz, besiegen ihn aber nicht. Ich liege mittlerweile unter der Decke und das Barometer fällt. Dunkle Wolken ziehen auf. Sie ballen und verformen sich, nehmen an Volumen zu, der Druck steigt und wird unerträglich. Ich schaukle mich ein wenig nach rechts, um mich dann mit einem Ruck auf die linke Seite zu drehen. Nur so gelingt es mir, durch das Zentrum des Gewitters zu steigen, ohne vor Schmerzen aufzuschreien. Gewendet ebbt der Schmerz auf ein vertrautes Niveau ab und ich hoffe zum ungezählten Mal, dass ich in der kurzen Phase bis zum nächsten Gewitter Schlaf finden kann. Mit der Veranlagung als Mitgift zur Geburt regte sich der Schmerz schon bevor ich ausgewachsen war. Der Schmerz zermürbt. Er ist unerbittlich. Seine Ursache zu kennen hilft nur soweit, nicht in Panik zu verfallen. Die rot glühenden Gelenke werden mich nicht unter die Erde bringen, der Schmerzmittelmissbrauch schon eher.

Die Uhr zeigt 01:17 Uhr. Ich überlege hin und her. Dann nutze ich die Linkseitenlage, um die angewinkelten Beine aus dem Bett zu kanten und das entstehende Moment, um Rumpf und Kopf in einer passiven Bewegung aufzurichten. Ich stehe merkwürdig schräg und überlege, welches Bein als erstes anzuheben ist. Ich humple durch den Flur. Dem Spiegel im Gang näherkommend richte ich mich auf und spanne die Brustmuskulatur an. Immerhin erlaubt der Rücken mir noch meine allmorgendliche Liegestütz- und Klimmzugroutine. Im Halbprofil mit nur leicht eingezogenem Bauch erinnert die Reflexion im Spiegel an den Eintrag in der Notfallrufliste der Stationsschwestern. Dr. Adonis.

Das kühle Linoleum. Angenehm steigt die Kälte auf. Ich schiebe die Boxershorts auf die Oberschenkel und schaue. Die Natur ist unberechenbar. Ich gehe weiter. Schweißperlen auf der Stirn. Kühle Füße. Das Öffnen des Kühlschranks, das anflutende Licht, der kurze Sog, eine Welle eiskalter Luft umspielt meine Brust. Im plus-null-Grad-Fach liegen die grünen Flaschen Schulter an Schulter. Ich nehme zwei, öffne mit der einen die andere und lege die Verschlossene behutsam zurück. Vom schwachen Mondschein nur dürftig beleuchtet liegt der

Park im Dunkel, nur die sich im Wind biegenden Äste sichtbar. Im Hintergrund die vierspurige Straße ohne Verkehr. Das Parklicht des einsamen Wagens am Taxistand versucht der absoluten Leblosigkeit der Nacht zu widerstehen. Durch die großen Fenster drängt sich das Draußen in die Küche. Die leere Bierflasche erscheint federleicht. Ich lege die Stirn an die kühle Scheibe. Versuche erhitzte Gedanken zu beruhigen.

02:00 Uhr

Alkoholgeschwängerte Träume. An der Theke und in der Hand Gottes ist jeder gleich. Sie stehen mit ungläubigem Gesichtsausdruck und hochgezogenen Schultern auf dem Stationsflur und müssen nicht sagen was sie denken. Sie sind es nicht gewohnt, wie jeder andere behandelt zu werden. Was? Der Operationstermin wieder in letzter Minute verschoben? Wie tragisch. Die ganze Anspannung für nichts. Geht fort und tragt den Mythos in die Welt. Die mystische Legitimation des Operierenden. Realitäten verschwimmen und Wahrheiten entpuppen sich als unnötig. Ein Spalt zwischen den Beinen reicht aus, um die scheinbare Realität in ein mit Honig gefülltes Fass zu versenken. Exkursionen in eine Tristesse, die sich zwischen Selbstmitleid und Selbstbeweihräucherung solange in Ungereimtheiten verstrickt, bis sie eins wird mit Selbsterkenntnis. Sie ist wahr und unerbittlich. Immer da, unerkannt, in ständiger Flucht vor Reflexion. Plötzlich, zwischen den faltigen unbekannten Schenkeln, taucht sie auf. Das Gewissen verließ mich in der dritten Klasse der Grundschule. Was passierte, nachdem ich in kurzer Folge erst den langen Schlackel und dann den Dicken vor der gesammelten Klassenhäme in Schutz nahm, ist unklar. Die moralische Verwurzelung ging über die Zeit einfach verloren. Wohl in der Konzentration auf das eigene Sein. Jeder ist so erleichtert, unendlich erleichtert, wenn er die Schädeleröffnung hinter sich hat.

Schwermut. Der Wunsch, alleine zu sein und doch die Einsamkeit nicht zu ertragen. Nein, ich bin nicht gerne allein. Ich datiere den Beginn der Abkapselung auf das Aufblühen der pustulösen Akne im Bereich meines Kopfes (inklusive der Kopfhaut) und meines Oberkörpers. Auch an den Beinen entwickelten sich zum teil prall gefüllte Eiterbeulen. Die Arme ab Achseln abwärts blieben verschont. Die schon vorhandene Tendenz zur Hinwendung nach Innen ergriff mich mit voller Wucht. Eine umfassende Fehlregulierung aller Sinnessysteme mit verzerrten Wahrnehmungen folgte. Wiederkehrendes Albtraummotiv war das mittig im Längsschnitt zerteilt werden wollen mit detaillierter Ansicht aller inneren Gekröse und Gewebsübergänge. Dann der stärker werdende Wunsch im Garten ein Loch auszuheben, welches grade einen kauernden Körper aufnehmen könnte. Lediglich ein schmaler Schacht von der Dicke eines Strohhalms verbindet zur Außenwelt. Keine Suizidgedanken, nur der Wunsch nach Isoliertheit. Ruhe, Sicherheit vor Kommunikation. Der Blick durch die Schnorchelröhre zum Himmel völlig ausreichend. Der Anblick eines einsamen

Sterns genug Kommunikation für ein ganzes Leben. Die mich immer häufiger umgebende unsichtbare Blase. Kommunikation dann fast unmöglich. Ich vereinnahmte sie als willkommenen Rückzugsort. In ihrer Stille jedoch potenzierten sich Geräusche zur Unerträglichkeit. Ein sirenenhaftes Dauerschrillen betäubte mich, nur unter größten Qualen ließ sich die Barriere zur Außenwelt dann überwinden.

03:00 Uhr

Die Siebzigjährige mit der glatten Haut an Rumpf und Schenkeln hebt das geliftete Antlitz, welches nach einer kurzen Phase der Verjüngung den natürlichen Verknitterungsprozess nicht nur wieder aufgenommen, sondern deutlich beschleunigt den natürlichen Verfall schon längst überholt hat. Ich befürchte Schlimmstes für den Zustand des restlichen Körpers. Die wild geschminkte, sich verzweifelt damenhaft gebende Alte mit spärlichem Haar löst Brechreiz aus. Spätestens dann, wenn sie von Beschwerden im Leistenbereich anfängt und dann ganz undamenhaft die Hosen schneller unten hat, als dass man sich innerlich drauf einstellen kann, den Anblick des wie afrikanisches Buschgras wuchernden Gestrüpps zu ertragen, in dem sie nun mit ihren krummen Fingern herumwühlt, um die verschiedenen Schmerzpunkte zu zeigen. Schon hält sie meinen Finger in ihrer Hand und führt ihn in Richtung des dichtesten Dschungels. Mein Finger unmittelbar neben dem Hauptschleimbereich.

„Hier! Fühlen Sie mal. Der Riesenhubbel!"

Ich merke nichts. Obwohl ich mittlerweile ein Meister im Begutachten nicht vorhandener Schwellungen und Knubbel bin, versage ich und beharre darauf nichts zu spüren. Sie wird langsam ungehalten und fährt mit meinem Finger durchs Gestrüpp zur Gegenseite.

„Hier sind auch welche! Spüren Sie denn die?"

Ich habe mich wieder gefangen und bestätige die prall elastischen Hubbel. Ich bezeichne sie als Fettbürzel oder Lipome. Grade als ich aufatmen will, schaut mich die Alte mit zitternder Unterlippe an.

„Du hältst dich wohl für besonders schlau? Da sind gar keine Hubbel! Was erzählst du für einen Scheiß!? Ich werde dir zeigen, was passiert wenn man eine arme alte Frau verarscht."

Sie biegt meinen Finger, den sie immer noch in der Hand hält, mit einem Ruck soweit in Überstreckung, dass mir schlecht wird und ich augenblicklich auf die Knie falle. Ich bin genau in Augenhöhe mit dem dampfenden, klebrig fischigen Durcheinander aus angegrautem, alles überwucherndem Primärhaar drahtiger Konsistenz. Sie biegt meinen Finger noch mehr und zwingt meinen Kopf stetig nach vorne.

„Gut so! Mach schön den Mund auf!"

Ich wache schweißgebadet auf.

04:15 Uhr

Noch eine Stunde übrig. Eine Stunde zum Erholen.

Bereits in früher Kindheit hatte ich verstanden, dass von allen Organen nur das Gehirn mehr ist, als die Summe seiner Zellen. Alle anderen Innereien sind öde. Davon brachten mich auch nicht Schulzeit oder Studium ab. Meine praktisch orientierte Veranlagung im Handeln und Denken ließ die neurochirurgische Laufbahn sinnvoll erscheinen. Mit dem besten Examen des Jahrgangs und der fertigen Promotion verschickte ich nur eine Bewerbung. An der renommiertesten Klinik des Landes wurde mir ein durch Subventionen aufgepumptes Forschungslabor beschrieben, dass expandiere und wo schnell eine leitende Funktion möglich sei. Ich benötigte drei Monate um zu erkennen, dass es sich hierbei um eine Lüge gehandelt hatte.

Anstatt das Weite zu suchen, entschied ich mich, die Regeln des Spiels anzunehmen. Williges Personal für die ureigensten Ziele arbeiten lassen. Die von Hierarchie und Abhängigkeiten geprägten organisatorischen Strukturen laden jeden dazu ein, durch Skrupellosigkeit Erfolg zu haben. Ich begann meine Ideen umzusetzen. Für mein Team rekrutierte ich leicht zu steuernde Arbeitsbienen mit einem Mindestmaß an sozialer Kompetenz. Alle wollen gleich behandelt werden. Kein Neid und keine Zickereien. Jeder erfüllt seine Rolle und genießt es, Teil einer erfolgreichen Maschinerie zu sein. Eigeninitiative über die Durchführung der zugeteilten Aufgaben hinaus ist nicht notwendig. Kein Grund sich mit komplizierten Denkern den Weg zu verstellen.

Dem Versuch das Hirn in seiner Funktionsweise zu entschlüsseln ist eine a-priori-Legitimation sicher. Wir produzierten schnell reihenweise vielzitierte Studien. Ein Wissensmonopol macht inert gegenüber Kritik. Die scheinbare intellektuelle Überlegenheit und der schnelle Aufstieg exaltierten mich. Wissenschaftliche Produktivität ist nicht an Kompetenz geknüpft und schon gar nicht an originäres Interesse. Sie ist Mittel zum Zweck. Steinig ist der Weg zum geschätzten Wissenschaftler nur so lange, bis man eigenverantwortlich arbeiten kann. Das hilfreichste Talent ist noch, die knappe verfügbare Zeit effektiv fürs wissenschaftliche Schreiben zu nutzen. Die beschriebenen Forschungsergebnisse können dann in Ruhe nachgestellt werden oder man dokumentiert direkt fiktive Ergebnisse. So baut sich eine real existierende Infrastrukturfassade auf, in deren Schutz bedeutende Entdeckungen gelingen.

Die Fähigkeit, den eigenen Traum zu leben, ist Bestandteil des genetisch angelegten Verhaltensrepertoires. Erträumt man nur häufig genug das Gleiche, wird es Bestandteil der Realität. Dem Konflikt mit moralischen Grundsätzen weicht man aus. Man ist mit sich im Reinen und könnte jede eidesstattliche Beteuerung aus vollster Überzeugung treffen. Betrug, der den lästigen Vorsatz abgestreift hat. Die wissenschaftliche Basis besteht aus einem Schlamm pseudoexperimenteller Beobachtungen, deren Ergebnisse zumindest großzügig gerundet sind. Wie beim Doping im Profisport fühlt sich niemand im Unrecht. Jeder weiß, dass es alle machen. Karriere und Korruption die bewährten Motivatoren.

Das ganze Ausmaß des Schlamassels lernte ich erst als Gutachter kennen. Kläglich konzipierte Studien. Plagiate, auch meiner eigenen Pseudoerkenntnisse. Aber die Rolle des Nestbeschmutzer ist niemandem dienlich. Ich fühlte mich dazu sowieso nicht berufen. Nach Erstellung eines anonymen, eigentlich zu milden Gutachtens über eine inakzeptable Arbeit, schrieb mir kurze Zeit später ein einflussreicher Kollege. Mir sei da wohl ein Fehler unterlaufen. Er bitte um Korrektur. Das Schicksal von Forschungsergebnissen bestimmt nicht die Qualität der Arbeit, sondern die Qualität des Beziehungsgeflechts der Arbeitsgruppe. Wissenschaftliche Emissionsrechte. Mitzuspielen war für mich keine Frage, sondern eine Notwendigkeit. Eintauchen in das von allen Richtlinien losgelöste Netzwerk der Wissenschaftsmanager, um die Stabilität spendende Wirkung gegenseitiger

Abhängigkeiten in einem korrumpierten System auszunutzen. Und zu genießen.

Alles ist wieder entspannt. Es gelingt mir jedoch nicht, das Hirn aus dem Dämmerzustand in den Schlaf zu zwingen. Die Mechanismen des Schlafs sind im Detail erforscht, im Ganzen aber unklar. Dem für meinen Fall notwendigen Cocktail an Hirnbotenstoffen fehlt nur noch eine Zutat.

Da war der Kongress vor zwei Wochen. Nach dem letzten Smalltalk setzte ich mich an die Bar des Kongresshotels und kippte Gin Tonic. Zwischen dem ersten und zweiten Drink setzte sie sich neben mich.

„Ich habe Ihren Vortrag gehört..." Die typische Eröffnung.

„Ich weiß. Sie saßen in der dritten Reihe und waren meistens damit beschäftigt ihren Rock zurechtzuzupfen. Ein Jammer."

Es war nicht notwendig, auch nur ein weiteres Wort zu sagen. Ich trank weiter. Dann Aufstehen, ihr zunicken und sie vögeln. Bei ihr. Keine erzwungenen Erinnerungen in meinem Zimmer am nächsten Morgen. Zunächst mit zwei Fingern, dann mit der gesamten rechten Hand bearbeite ich mein Glied. Nach zwei Minuten erreiche ich den plötzlichen Anstieg an Botenstoffen im Sucht- und Belohnungszentrum des limbischen Systems, der mich über die Schwelle zum Schlaf hievt.

Wenn in dieser Phase der Nacht das Telefon klingelt, kommt es einem Totschlagdelikt gleich. Der Delinquent wird standesrechtlich verurteilt. Er wird die Klinik verlassen. Egal wie gut seine vorgebrachten Entschuldigungen sind. Es gibt keine. Wer sich zwischen vier und fünf in der Früh am Kopf verletzt, ist selbst schuld. Ich schlafe.

05:13 Uhr

Um 05:13 Uhr wache ich auf und stelle behutsam den auf 05:15 Uhr gestellten Alarm meines Handys aus. Maria atmet tief und regelmäßig. Sie wird nur die Leere des Platzes neben sich spüren, vielleicht noch ein letzter Rest nächtlicher Wärme. Den Anflug von Angst vor dem Bevorstehenden tue ich als unbegründet ab. Ich ziehe meine Fersen vorsichtig über das Laken und stelle die Beine in einem 45 Grad Winkel auf. Erleichtert stelle ich fest, dass er erträglich ist. Der tief sitzende Schmerz irgendwo hinterm Hohlkreuz. Saugt mehr und mehr Energie aus mir. Im Flur lausche ich kurz in die Stille aus Richtung des Kinderzimmers. Licht mache ich erst, nachdem ich die Küchentür lautlos hinter mir geschlossen habe. Maria war gegen die Installation, aber ich benutze die Klimmzugstange jeden morgen. Dann noch ein Satz Liegestütze. Drei intensive Minuten. Wie sich mein Rücken wohl ohne die Muskelmanschette fühlen würde? Ein Glas frischer Orangensaft. Duschen, abtrocknen, anziehen. Sonntags stutze ich Bart und Haare auf fünf Millimeter. Während des leidigen Zähneputzens die hundert Sekunden Nachrichtenzusammenfassung auf dem Tablet. Nichts bremst den reibungslosen Ablauf der Morgenroutine.

Um 05:27 Uhr verlasse ich die Wohnung. Beim Bäcker gibt es ab 05:00 Uhr Kaffee. Um 05:33 Uhr sitze ich in der U-Bahn und wärme meine klammen Hände am heißen Pappbecher. Wenn meine Hände nicht die optimale Betriebstemperatur haben, sind sie steif und ungelenk wie Honig im Tiefkühlfach. Um 05:44 Uhr erreicht die U-Bahn die Klinik. Ein Pulk von Menschen drängt sich aus dem dem Aufstieg nächstgelegenem Waggon. Auf der Rolltreppe hält sich jeder an die Regeln. Rechts stehen Patienten und Mitarbeiter ausgesourcter Betriebe, links überholen die Klinikmitarbeiter. Den Blick stur nach vorne gerichtet kommt niemand in die Verlegenheit, die Stille der synchronen Schritte durch ein Gespräch zu stören.

Die Klinik ist wie ein mittelalterliches Fort durch einen massiven, umlaufenden Gebäuderiegel von der Außenwelt abgeschnitten. Einziger Einlass durch einen Torbogen, dem nur das Fallgatter fehlt, um die Impression perfekt zu machen. Im weitläufigen Innenhof der Festung verteilt sich die eilende Schar in ihre angestammten Funktionsbereiche. Mit dem Durchqueren des Torbogens verlässt man unweigerlich den eigenen Bezugsrahmen. Hier herrschen Regeln, die die Hilfesuchenden und die vermeintlichen Retter miteinander ausgemacht haben. Je weiter man sich vom allgemeinen Gewirr des Innenhofs in die Verästelungen der einzelnen Expertengänge begibt, je individueller sind die Ausformungen des Miteinanders in diesem Raum jenseits des niedergeschriebenen Rechts. Kranker und Heiler nehmen den schrittweisen Verlust ihrer Würde in Kauf.

Um kurz vor sechs ist das Krankenhaus noch im Nachtbetrieb. Noch nicht viel los. Die Gänge liegen still. Ein paar verschmutzte Betten auf dem Gang zeugen von nächtlicher Arbeit. Der Mann vom Sicherheitsdienst auf seiner letzten Runde. Ich nicke der Nachtschwester zu, die im hell erleuchteten Stationszimmer die Kurven ausfüllt. Über ihren Schultern liegt der verblichene Pullover, der schon lange keinen Besitzer mehr hat. Ich wollte ihn immer mal anfassen.

Sie blickt auf. Sie sieht müde aus. Sie lächelt. Ich biege in den Flur zu den Büros ein. Hier ist das braune Linoleum etwas weniger verschlissen. Dafür flackert das Deckenlicht. Gleich geschafft. Bis zu meinem Büro ohne ein Wort zu sagen.

Während der Computer hochfährt fünfzig Sit-ups. Kostet mich mittlerweile keine Überwindung mehr. Die sieben Minuten Workout jeden Morgen sind gut investiert. Während ich die blaue OP-Funktionswäsche überstreife, betrachte ich mich im Spiegel. Mit einer Flasche Mineralwasser gegen den letzten Katerrest und einem

Griff in die abschließbare Schublade meines Schreibtischs setze ich mich an den Rechner. Es klopft. Die Nachtschwester. Schlafentzug macht geil. Ob ich noch schnell was abzeichnen könnte, dann müsse sie nicht auf die Stationsärzte warten. Ich nicke. Sie kommt rein und legt mir die Kurve vor. Ich betrachte sie und muss daran denken, dass früher eine sichtbare Sliplinie ausreichte, um die Trägerin als sexbesessen zu kennzeichnen.

Ich unterschreibe und sehe ihr in die leicht geröteten Augen. Denke, dass sie sich einen schweren, undankbaren Beruf ausgesucht hat. Sie bedankt sich und geht. Ich öffne meine Mails und habe noch kein Wort sprechen müssen.

06:10 Uhr

Visite. Jetzt ganz souverän. Hatten sie Dienst? Sie sehen müde aus.

„Fick dich, dumme Kuh", denke ich und frage mich, wann der verdammte Upper endlich anschlägt. Irgendwas muss jetzt passieren, den Trott unterbrechen. Stelle meinen Kaffee wieder auf dem Desinfektor vor Zimmer fünf ab. Jeder weiß, dass ich ihn da vergessen werde. Dank der Gründlichkeit der Raumpflegerinnen gelang es einmal, an zwei Folgetagen einen Turm aus drei Bechern zu bauen. Der Nachname eines der Todgeweihten muss doch für einen niveaulosen Scherz langen. Endlich. Wir haben einen, der uns an einen Schlager erinnert. Den Rest der Visite bringen wir pfeifend und singend hinter uns.

„Bin in Topform. Bis gleich. Ja, wird alles gut gehen. Wir sehen uns danach!"

Floskeln. Weniger als ein hohles Versprechen. Letzteres trägt noch die Erinnerung an etwas Ernstgemeintes in sich. Die Floskel ist losgelöst von jeglicher Bedeutung.

„Klar. Hab ich schon ganz häufig gemacht. Wievielmal genau?

Ach, wissen Sie... das weiß ich jetzt nicht. Ich könnt es nachgucken. Sicherlich zigmal."

Das Antizipieren der Befindlichkeiten des Patienten ist keine hohe Kunst. Meistens geht es ihnen beschissen und am Tag vor ihrer ersten Schädeleröffnung sind sie sowieso alle gleich. Nervös und im Angesicht des Todes ehrlich.

„Sie denken jetzt bestimmt, ich sei noch etwas jung für diesen Eingriff?"

„..... nehmen Sie es mir nicht übel, aber ja...".

„Ist kein Problem. Ich habe sogar schon ein Alter erreicht, in dem Sie mir damit ein Kompliment machen. Ich bin zweiundvierzig (Wahrheit achtunddreißig), seit sechs Jahren Oberarzt an dieser Klinik (zwei Jahre) und habe diesen Eingriff schon über hundertmal gemacht (dreimal)."

Alles beruhigende Zahlen.

„Wissen sie, das Dilemma des Chirurgen ist, dass er die erste Hälfte seiner Karriere zu jung und die zweite Hälfte dann zu alt ist für seinen Job! Ha-Haa!"

Diese Einleitung schließe ich mit einem kameradschaftlichen Schulterklopfer ab. Der Patient, ein unsympathischer Griesgram, lässt sich auf dieses Blabla und die Körperlichkeit ein. Ich habe ihn da, wo ich ihn haben will – so eine Art Stockholm-Syndrom. Er gibt sich der Illusion hin, sich mit dem Chirurgen verbrüdern zu können, bevor dieser über Leben und Tod entscheidet.

Eine komfortable Situation, das Lämmlein ist willig und gut führbar. Das schriftliche Einverständnis eine reine Formalität.

„Schaun Sie mal, auf diesem Zettel steht hier oben Ihr Name und hier unten steht so ziemlich alles aufgelistet, was bei dem Eingriff theoretisch schief gehen kann. Von der kosmetisch unbefriedigenden Wundheilung bis zum Tod. Ich glaube nicht, dass Sie dass alles hören wollen, oder?"

Ein angedeutetes Kopfschütteln.

„Genau. Also, wenn Sie wirklich keine Fragen mehr haben, müssen – nein, können Sie hier unten unterschreiben."

Manche brauchen etwas länger, um zu kapieren, dass ihr Schicksal schon längst bestimmt ist.

„Das hier"

mit einer gleitenden Handbewegung ziehe ich das vorbereitete Bild aus der überquellenden Bildertüte und klatsche es ohne hinzugucken in perfekter Ausrichtung an den Leuchtkasten

„ist ein Schnitt durch Ihren Kopf. Schwarz ist Knochen, weiß ist Wasser und Grau ist ihr Hirn. Alles, was nicht symmetrisch ist, ist nicht richtig."

Zögerliches zeigen auf einen gut sichtbaren Klecks in der linken Hirnhälfte.

„Genau! Das ist der Bösewicht".

Lächeln auf Seiten des Patienten aus Freude über die gute Leistung und das Lob.

„Und von wo würden Sie einsteigen, um den Burschen zu entfernen?"

Er zeigt auf den nächst gelegenen Punkt am Kopf oberhalb der Geschwulst.

„Falsch! Wenn wir das so machen, würden wir auf dem Weg genau hier", ich zeige auf eine Hirnwindung, „Ihr Bewegungszentrum ausbauen. Das wär es dann mit Ihrer rechten Körperhälfte!"

Der Patient schaut nun erschrocken.

„Deswegen kommen wir von hier. Ein bisschen Umweg, aber voller Funktionserhalt. Dauert fünf Minuten länger, aber für Sie mach ich das doch!"

Der Patient ist etwas irritiert aber wirkt dankbar.

„Deswegen bin ich ja auch der Arzt und Sie der Patient. Sie können andere Sachen besser als ich. Zum Beispiel Ihren Namen schreiben. Ha-Haa! Also, hier unten wenn Sie keine Fragen mehr haben."

Die Kollegen drängen weiter. Sie hassen es, wenn ich die Frühvisite für Aufklärungen nutze. Sollen sie doch ruhig alleine weiter gehen. Werden schon sehen, was sie davon haben. Die Schwester bleibt beim ranghöchsten Affen und notiert alle Anweisungen, die ich für euch habe. Vielleicht schafft ihr es, alle Verbände zu wechseln, aber hinten raus hilft euch das gar nichts. Wenn ihr nicht genau wisst, was ich heute bei wem erledigt haben möchte, trudelt ihr über die Station wie wildgewordene Brummkreisel.

07:00 Uhr

Frühbesprechung. Zusammengepfercht in hierarchischer Sortierung sitzen wir bei stickiger Luft am länglichen Konferenztisch. Jeder einen Kaffee im Plastikbecher vor sich. Der Raum fensterlos. Die von den Vorkommnissen des Wochenendes berichtende Kollegin hatte einen schweren Start. In ihren ersten drei Nachtdiensten starben jeweils vier unserer Patienten. Sie hatte versucht, sich nichts anmerken zu lassen. Aber die vielen Toten hatten ihren Tribut gefordert. Sie war ihres Vaters wegen mit Vorschusslorbeeren an den Start gegangen. Eine Bürde. Jeder wartet nur auf Fehler und die Fallhöhe ist sofort beträchtlich. Ich fühlte etwas mit, da ich in einer ihrer drei Todesnächte ihr Hintergrunddienst war. Vier Tote. Schon beim dritten habe ich ihr gesagt, sie solle mich mit dem Mist in Ruhe lassen. Von Unterstützung vor Ort ganz zu schweigen. Man muss es ja früher oder später sowieso lernen. Feststellung des Todeszeitpunkts. Sichere Zeichen des Todes. Im Totenschein immer "unklar" als Todesursache ankreuzen. Dann muss die Kripo eingeschaltet werden. Ein Aufenthalt in unserer Klinik lässt keinen natürlichen Tod zu. Nichts Natürliches an einer Operation. Anrufen der Angehörigen. Wird alles schnell genug zur Routine.

„Genieß die Intensität der ersten Monate.", war wohl noch das Hilfreichste, was ich ihr in dieser Nacht zu sagen hatte.

Die Sache war schon über zwei Wochen her gewesen und wir dachten, sie würde es schaffen. Dann erwischte es sie. Diesmal tagsüber. Um 13:15 Uhr stürzte sie in die Mittagsbesprechung und verkündete, dass da unten (in der ersten Hilfe) einer „vor Schmerzen so laut schreien würde, dass sie noch nicht mal rausgefunden hätte, wo es ihm weh täte", bei einem kleinem Kind habe sie „unter den wachsamen Augen der Mutter eine Kopfplatzwunde letztlich mit einem nunmehr bereits komplett durchgeblutetem Druckverband versorgt" und nun sei ein schwerverletzter Patient eingeliefert worden auf dessen „Computertomographie viel Blut im Kopf zu sehen sei, die Unfallchirurgen nach ihrem Zögern den Patienten aber nun zu sich in den OP genommen hätten, um eine offene Beinfraktur zu versorgen".

Das alles „sei ihr zu viel" und sie hätte „keinerlei Kontrolle über die Situation da unten. Hiermit kündige sie und möchte bitten, dass jemand anders ihre eben genannten dringenden Probleme in der ersten Hilfe und im unfallchirurgischen OP lösen möge."

Dann ging sie. Schluchzend.

Ihren Dienst übernahm der kleine Schleimer Fahrig sofort. Eine solche Chance, sich vor dem Chef zu präsentieren, ließ sich einer wie er nicht entgehen.

Am nächsten Morgen war sie wieder da. Setzte sich an ihren gewohnten Platz und erwiderte jeden Blickkontakt ohne auch nur einmal die Augen niederzuschlagen.

Ich habe sie einmal gefragt, was sie in der Zeit zwischen ihrem Abgang und dem nächsten Morgen gemacht habe.

„Ich bin nach Hause gegangen und wurde eine Stunde lang von Heulattacken geschüttelt. Dann bin ich im Kopf nochmal jeden der zwölf Todesfälle durchgegangen. Ich kam zu dem Schluss, dass ich in keinem der Fälle am Verlauf was hätte ändern oder besser machen können."

Jetzt ist sie jede einzelne ihrer Vorschusslorbeeren wert.

„Und was war das dann gestern mit den Dienstfällen?" bohrte ich nach.

„Das war nichts. Ich war auf der Suche nach einer Gelegenheit hinzuschmeißen. Morphingabe bei starken Schmerzen, Eltern bei kindischem Verhalten zu Recht weisen und Patienten mit Kopfverletzungen in unseren Saal schieben ist nicht grade kompliziert."

Ähnlich eloquent berichtet sie nun vom Wochenende. Mich langweilt es trotzdem. Und mein Kaffee ist leer.

Das déjà-vu-hafte Runterbeten aller auf sechs OP-Säle verteilter Operationen des heutigen Tages.

„Saal eins, erste Stelle. Ludger H., 45 Jahre. Aneurysma. Chef OP. Saal eins, zweite Stelle. Hans B., 71 Jahre. HWS Stenose von vorn. Folkers." Ungefähr zur Hälfte „Saal drei, zweite Stelle. Egon A., 26 Jahre. Gliom Rezidiv linker Schläfenlappen. West OP." Der Chef schaut zu mir rüber. Ich nicke. Er streckt den Daumen kurz nach oben und wendet sich wieder dem projizierten OP-Plan zu.

„Saal drei, dritte Stelle. Müller T., 73, Metastase rechts zentral. Mit Monitoring. West und Grimhold. Saal drei, vierte Stelle, Bandscheibe L5/S1 links, Fahrig und West. Saal vier, erste Stelle....".

Dass ich vergessen habe, Müller auf die erste Stelle zu ziehen, wäre mir normalerweise vollkommen egal. Jetzt frage ich mich, ob sich das auf meine neue Facebook-Freundschaft auswirken wird. Nach Altar wird mir keine Zeit mehr für die Operation bleiben. Wer kann den Eingriff übernehmen? Heute hat die Folkers Hintergrunddienst. Wenn ich sie richtig bespiele, wird sie das für mich machen.

Egon war der erste Patient, bei dem wir unser Schema anwenden durften. Der Mann von der Ethikkommission war kaltschweißig. Als Egon anfing, ohne Schädeldecke Gedichte nachzusprechen und dazu rhythmisch mit Hand und Fuß zu wippen, wurde es ihm zu viel. Zum Glück hatte die Schwester ihn schon vorher beordert, sich hinzusetzen.

Die Operation lief gut. Nur ein klitzekleiner Anteil der vorderen supramarginalen Hirnwindung war nicht sicher tumorfrei gewesen. Manipulation in diesem Bereich führte zu einer Störung von Egons Sprachfluss. Ganz diskret nur. Noch ein bisschen schleppender als sonst. Der blasse Mann von der Ethikkommission blätterte in seinen Unterlagen. Dann zeigte er mit dem vereinbarten Handzeichen an, dass Egon im Feld „Flüssiges Sprechen" sein Kreuzchen bei „voller Funktionserhalt" gemacht hatte. Christine überprüfte die Stelle nochmal. Schließlich gab auch sie das Zeichen. Das womöglich von Tumor infiltrierte Stück Hirn durfte nicht entfernt werden.

Christine hatte nach einer Ausbildung zur Logopädin in verschiedenen Rehazentren gearbeitet, dann aber ein Psychologie Studium begonnen. Wir hatten uns auf einer Fortbildungsveranstaltung kennen gelernt. Beide waren wir rastlos. Ich in Erwartung, den großen Durchbruch zu schaffen, sie auf der Suche nach ihrer Bestimmung.

„Bei einem großen Anteil von Hirntumoren kommt eine chirurgische Behandlung nicht in Frage – das Risiko für Funktionsausfälle wäre einfach zu groß." Wieder und wieder hatte ich diesen Satz während meiner Facharztausbildung gehört. Mir erschien dieses Dogma jedoch nichts außer der selbstgefälligen Allwissenheit weniger Personen geschuldet. Kritiklos von der Mehrheit hingenommen, pauschalisiert, sogar eigenen anderweitigen Erfahrungen zum Trotz. Als Weg aus dieser Sackgasse schlug ich eine pragmatische Lösung vor, die zunächst auf offenen Widerstand stieß.

„Wenn ein Patient einen kritisch gelegenen Hirntumor los werden will, soll er auch etwas dafür tun".

Eine Zeit lang schaffte man es, mich von allen bedeutenden Kongressen fernzuhalten. Christine lernte ich auf einer Informationsveranstaltung kennen, die neben ein paar abkommandierten Assistenzärzten in erster Linie von medizinischen Laien besucht war. Mein Konzept war einfach. Der Patient muss während des Eingriffs jede Funktion, die erhalten bleiben soll, kontinuierlich durchführen. Bei vollem Bewusstsein. Auch während der Entfernung des Tumors. Über mehrere Stunden. So lässt sich jeder Tumor radikal entfernen.

Christine führt vor der Operation eine Batterie spezieller Untersuchungen durch. Das kognitive Ausgangsniveau wird in jeder erdenklichen Art getestet. Die potentiellen Kandidaten absolvieren ein rigoroses Training. Der Patient muss verstehen, dass seine eigene Mitarbeit das entscheidende Puzzleteil ist. Die Chirurgie ist Routine. Immer wieder wird dem Patienten eingebläut, dass er sein

Schicksal selbst in der Hand hat. Bei mangelnder Motivation kann sich der Patient woanders herkömmlich operieren lassen. Drill und Testung der psychologischen Eignung des Patienten sind Mittel zum Zweck. Kern des Erfolges ist die Liste.

Selbstbestimmung des Patienten ist ein tabuisiertes Konzept unter Chirurgen. Der Chirurg weiß am besten, was gut für seinen Patienten ist. Durch seine Unterschrift stimmt der Patient der Körperverletzung durch das ärztliche Team zu. Er nimmt zudem zur Kenntnis, dass ein mehr oder minder großes Risiko für bleibende Schäden verschiedener Ausprägungsgrade besteht. Letzteres haben wir aus dem nebulösem Bereich des üblichen Aufklärungsgesprächs herausgenommen und konkretisiert. Nicht mehr und nicht weniger.

Nur basierend auf ausreichendem Wissen ist Selbstbestimmung sinnvoll möglich. Bevor der Patient die Liste ausgehändigt bekommt, muss er drei Fakten verstanden haben. Es darf kein Zweifel bestehen. Die Information muss verinnerlicht worden sein:

Fakt 1: Hirntumore sind diffuse Erkrankungen und befallen Areale weit außerhalb dessen, was die Bildgebung zeigt.

Fakt 2: Je mehr Tumor entfernt wird, desto länger die Überlebensdauer.

Fakt 3: Hirnfunktionen (Bewegen, Sprechen, Hören, Sehen, Orientieren, Erinnern, Bewerten etc.) sind in

Netzwerken organisiert. Wichtige Knotenpunkte dieser Netzwerke sind unersetzbar. Das heißt, ihre Schädigung zieht immer einen bleibenden Funktionsausfall nach sich. Der Erhalt dieser Strukturen steht im Widerspruch zu Fakt 2."

Nachdem der Patient in Anwesenheit des Psychiaters bestätigt hat, diese Fakten verstanden zu haben, wird ihm die Liste gegeben.

Christine und Dr. West hatten mir in Anwesenheit eines älteren Herrn, der sich als Oberarzt aus der Psychiatrie vorgestellt hatte, erklärt, dass mein Hirntumor immer zum Tod führe. Wie schnell, hinge beinahe ausschließlich davon ab, wie viel Tumor und von Tumor infiltriertes Gehirn entfernt werden könnte.

Sie sprachen nicht von Tumor, sondern von „dieser Erkrankung Ihres Gehirns." Der Psychiater starrte mich die ganze Zeit an und stellte mir dann noch ein paar zusammenhanglose Fragen. Wir unterschrieben alle die Feststellung, dass ich das Wesen meiner Erkrankung verstanden hätte. Dr. West überreichte mir dann einen schwarzen Hefter. Dieser enthielt drei Blätter, die alle mit meinem Namen und dem aktuellem Datum versehen waren.

Die einleitenden Worte der ersten Seite führten mir nach all den erfolgten Gesprächen erstmalig das Ausmaß der Katastrophe wirklich vor Augen.

„Sehr geehrter Herr Altar,
Sie sind an einem Tumor des Hirngewebes erkrankt. Entscheiden Sie im Folgenden, welche Funktionen Sie zu opfern bereit sind, um die größtmögliche operative Entfernung des Tumors zu erreichen."

Wir hatten lange verhandelt und diskutiert, ob wir das Wort „opfern" benutzen können. Der Ethikausschuss hatte vorgeschlagen, „auf welche Funktion Sie zu verzichten bereit sind" zu verwenden. In meinen Augen spiegelte dies die Ferne wieder, welche die Ethikkommissionsmitglieder über die Jahre hinweg zum klinischen Alltag aufbauen. Alles in leere Worthülsen verpacken, die einen maximalen Spielraum für eine vorteilhafte juristische Auslegung zulassen.

Mit Unterstützung des Patientenfürsprechers sowie des im Ethikausschuss obligatorischen Laien, konnten wir schließlich unsere Formulierung durchsetzen. Es ist ein Opfer. Ein Opfer, das das Individuum für sein eigenes Überleben zu leisten bereit ist. Es ist kein Verzicht. Verzicht impliziert Bescheidenheit und Großmut. Opfer Leiden und Tragik.

Man kennt Beispiele von Selbstverstümmelung um des Überlebens willen. Aus der Literatur oder den Nachrichten. Krebs macht es für jedermann erlebbar. Die Einwilligung zur Chemotherapie bedeutet im besten Fall Haarausfall und Unfruchtbarkeit, im schlimmsten Fall wird man in kürzester Zeit zum körperlichem Wrack. Die Unwägbarkeit des chemotherapeutischen Beipackzettels ersetzen wir durch chirurgische Präzision. Der Patient gibt an, was er zu opfern bereit ist. Der Gewinn ist ein Sprung nach oben auf der statistischen Überlebenskurve.

Alle testbaren Eigenschaften sind in der Liste aufgeführt. Der Patient muss in jeder Zeile ein Kreuzchen machen. Sich entscheiden zwischen „voller Erhalt", „Teilausfall" und „Verlust".

Das Konzept Realität werden zu lassen, erschien mir ursprünglich den Versuch nicht wert. Für aberwitzig hielt ich die Vorstellung, ein positives Votum des Ethikausschusses für diese vereinbarte Verstümmelung zu erhalten.

Dann Christines Vorschlag, Aufklärungsgespräche zu dokumentieren. Es würden doch häufig verzweifelte Patienten mit einem rasch wachsenden Hirntumor flehen, das Biest komplett rauszuschneiden. Solange sie noch „sie selbst seien", wäre es ihnen vollkommen egal, ob sie hinterher noch gehen oder perfekt sehen könnten. Nur raus damit.

Die übliche Reaktion hieraufhin ist, „Gut, dass Sie das erwähnen, dann weiß ich, dass wir bei Ihnen im Zweifelsfall ein etwas höheres Risiko eingehen können."

Die handschriftlichen, von den Patienten gegengezeichneten Dokumentationen dieser Gespräche waren es schließlich, welche die Ethikkommission des Landes – an welche die lokale Ethikkommission den Antrag schließlich weitergereicht hatte – überzeugte, dass eine Formalisierung dieser Grauzone im Interesse der Patienten sei. Die Verpflichtung, die Aufklärung nur im Beisein eines Psychiaters und eines Vertreters der Ethikkommission durchzuführen, kam mir nur entgegen.

Mit dem schriftlichen Auftrag alles zu entfernen, was Tumorzellen enthalten könnte, auch unter Inkaufnahme neurologischer Ausfälle, erzielten wir sofort spektakuläre Resektionsergebnisse. Spektakulär, weil die meisten Patienten trotz immenser Löcher im Hirn keine bleibenden Ausfallserscheinungen entwickelten. Die traditionelle Annahme, dass weite Bereiche des Großhirns unersetzbar sein, erwies sich als falsch. In den wenigen Bereichen, die bei allen Patienten Funktion trugen, kamen kaum Tumore vor. Im ewigen Kampf zwischen entarteten Zellen und Immunsystem verfolgt das Gehirn eine

Verbarrikadierungsstrategie. Setzt der Tumor sich fest, werden elementare Funktionen in einigen wenigen Bunkern konzentriert. Redundante Netzwerke werden geopfert. Die Führung harrt aus und hofft, der Feind werde sich selbst erschöpfen. Oder Hilfe von außen käme. Die Hilfe von außen hat ihren Auftrag nun verstanden.

„West! Hey – West!!" Der Chef. „Kannst du schon mal im Saal 1 für mich anfangen?"
Fuck. Ich hatte mich vor Egons OP noch ein wenig sammeln wollen. Und jetzt das. Ausgerechnet das verdammte Schädelbasis Aneurysma. Ich hasse den Zugang.
„Klar, kein Problem."
„Und nimm den Fahrig mit. Lass ihn mal schneiden."
„OK."
Fahrig ist über seine Leistungen im Labor in unser Team gerutscht. So wie der Chef ihn bemuttert, muss er im Labor richtig was reißen. Wahrscheinlich wohnt er da. Ich habe noch kein Wort mit ihm gewechselt, mag den Schleimer aber jetzt schon nicht. Ich schau mich um und nicke ihm zu. Er kommt zu mir. Ich flüstere ihm ins Ohr.
„Kopf vierzig Grad nach links. Ich komme nach."

„Kaffee?" Die Chefsekretärin befindet sich in dem interessanten Stadium des weiblichen Alterungsprozesses, wo es unklar bleibt, ob die Person grade altert oder sich verjüngt. Sie ist gut. Vertraut mit dem Chef und respektiert vom gesamten Team ist sie der Finger am Puls der Klinik. Sie kennt mich seit meinem Vorstellungsgespräch vor zwölf Jahren. Ihr Urteil über meinen Status beim Chef hatte mir früh in meiner Assistenzarzt Zeit das Signal gegeben, freie Bahn zu haben und Gas zu geben. Mit dem Wissen um die Unterstützung des Chefs im Rücken, konnte ich mich gegen ältere Assistenten und Oberärzte positionieren, wann immer dies zur Durchsetzung meiner Interessen vorteilhaft erschien. Als Resultat ging man davon aus, ich müsse Vertrauter des Chefs sein, um mich so verhalten zu können. Die meisten vermieden es von diesem Zeitpunkt an, sich auf Konfrontationen mit mir einzulassen. Ich konnte mein Ding durchziehen. Manchmal taten mir die, die auf der Strecke blieben, ein wenig Leid. Aber sie hatten es auch nicht anders verdient.

„Duckmäuser und Speichellecker" nennt sie die gesamte Oberarztriege.

 Bis auf drei Ausnahmen. Die beiden anderen haben ihren Respekt nicht aufgrund irgendwelcher außergewöhnlichen Leistungen verdient, sondern ausschließlich, weil sie sich in ihren verschrobenen Charakteren zumindest treu geblieben sind.

Ich schlürfe an meinem Kaffee.

„Ich muss gleich runter. Der Chef lässt mich den Kopf im Einser aufmachen."

„Da hast du dich ja sicherlich sehr gefreut."

Sie schaut mich mit ironischem Gesichtsausdruck an.

„Klar. Das ist eine große Ehre für mich. Gibt es heute Nachmittag in der Privatsprechstunde verkackte Fälle? Die würde ich gerne abarbeiten und den Chef mit der Epikrise und dem Cash überraschen."

Ich spüle einen weiteren Upper mit dem Kaffee runter.

„Früher gabs auch noch Kekse", sage ich und verschwinde Richtung OP.

Sie ruft mir was hinterher, wie „deine letzte Reisekostenabrechnung ist gefaked!".

Ich muss grinsen. Mehr von dem Scheiß. Werde die Rübe des verdammten Privatpatienten schon irgendwie aufgemeißelt bekommen.

08:05 Uhr

Berufe, in denen Arbeitskollegen sich regelmäßig in Unterwäsche präsentieren, bringen in der Regel eine Form der körperlichen Ertüchtigung mit sich. Anders als Profisportler, Bergmann oder Nutte zeichnet sich der typische Chirurg allerdings eher durch eine Schlaffheit des Gewebes aus. Allmorgendlich werden in der OP-Umkleide die Hosen runtergelassen. Den Spind neben mir nutzt ein Mitarbeiter verschleißendes Ekelpaket. Seit die durch nachlassende Gewebespannung tieffurchende Fältelung der Oberschenkelhaut noch durch einen sattgelben Inkontinenzfleck akzentuiert wird, verschwimmt die Grenze zwischen Realität und absurdem Theater. Eine frei von jeder willkürlichen Komik inszenierte Demonstration der Spaltung in Körper und Geist. Ich ignoriere ihn und seine Tirade über die Unfähigkeit seiner Mitmenschen und schließe meinen Spind ab.

Im Saal 1 ist der Private schon gelagert. Bei der Lagerung zeigt sich, dass es im OP wirklich Personal gibt, das sich um das Wohlbefinden des Patienten bis ins Detail sorgt. Weit über das Mindestmaß hinaus, das notwendig ist, um einen Eingriff durchzuführen. So wird eine kleine Falte im Tuch unter dem Hintern des narkotisierten Patienten zum Anlass genommen, den Patienten noch mal komplett umzulagern. Die hierfür notwendige Zeit (etwa vier Minuten) und Energie aufzuwenden, um das vielleicht zehnprozentige Risiko einer Druckstelle zu vermeiden, fasziniert mich. Mitleidig an dieser außergewöhnlichen Spezies interessiert schaue ich der an der Falte Anstoß nehmenden Kollegin zu, wie sie mit einer beeindruckenden Vehemenz von den anderen vier Personen, denen die Falte herzlich egal ist, einfordert, den Patienten umzulagern. Es belustigt mich und ich helfe, die Kollegin unentwegt fixierend, mit. Nach der zugegebenermaßen kurzen Aktion stelle ich fest, dass die Maßnahme unterm Strich sinnvoll war.

„Das fette Schwein könnten wir auch auf einem Nagelbrett lagern und es bekäme keine Druckstelle", spiegelt mein Inneres nicht exakt wieder.

Bei den seltenen attraktiven Patientinnen hilft nicht nur jeder beim Lagern, auch die Bereitschaft zum Umlagern ist deutlich größer. Jede exponierte Körperstelle wird auf die Gefahr von Druckstellen genau kontrolliert. Bisher habe ich jede Wette über BH-Größe, Art der Intimfrisur und das Vorhandensein von Körperschmuck gewonnen. Einmal habe ich der unerfahrenen Anästhesieschwester sogar gezeigt, wie die rektale Temperatursonde reinzuschieben ist. Hierbei war ich so geil geworden, dass ich fast eine Woche nicht richtig schlafen konnte. Solange dauerte es, bis mit einem überraschend lauten

Schnalzgeräusch der Sphinkter der Anästhesieschwester nachgab, als ich sie um ca. 03:00 Uhr früh im gleichen OP Saal aufgebockt hatte. Ich ließ es mir auch nicht nehmen, im Anschluss ihre Kerntemperatur zu messen. 38,3 Grad Celsius. Reibungswärme.

Das komplette OP-Personal, inklusive Fahrig, ist ahnungslos und täuscht in einer Mischung aus Gutmütigkeit und Selbstzweck Vertrauen in den Erfolg des anstehenden Eingriffs vor. Schließlich verleiten die Umständlichkeit meines Hin- und Herpendelns zwischen narkotisiertem Patientenkopf und Röntgenbildern und das mehrfache Abändern der auf die Haut aufgezeichneten Schnittführung eine noch naive Schwesternschülerin zu der Frage

„Sie haben das doch schon mal gemacht?"

Fahrig fixiert sie und punktet mit einem tonlosen

„Der Oberarzt hat schon wesentlich schwierigere Eingriffe gemacht".

Die eisige Kälte lasse ich wirken, um nach einiger Zeit die Totenstille zu brechen.

„Ich hoffe, du kannst Blut sehen. Bei mir blutet es beim ersten Mal immer ganz ordentlich."

Das irritierte Lächeln der Schülerin geht über in einen Anflug reizender Röte befeuert durch Kommentare ihrer Kolleginnen über die Größe des oberärztlichen Bohrers.

Adrenalin und Testosteron, Schweiß und Blut, enge Kleidung und intimes Gespräch. Meine Stimmung steigt.

Aber sie hat Recht. Ich neige zum Zögern, zum erneuten Überprüfen bereits getroffener Entscheidungen. Eigentlich hatte ich mir das abgewöhnt. Ein zögerlicher Charakter ist unvorteilhaft. Ich habe gelernt, jede mir zugewiesene Kompetenz sofort auszufüllen. Womit auch immer. Kontemplation über fehlende Befähigung als hinderlich verboten. Die Schwächlinge, die durch ihr Zögern auf der Strecke bleiben, lernte ich zu verachteten. Viele zu schwach, ohne den nötigen Biss, um Profit aus ihren Talenten zu schlagen. Lassen einen überholen und verwechseln das Durchsetzungsvermögen anderer mit Intelligenz. Verlierer.

Ich weiß, dass meine Verachtung aus der Überwindung derselben Veranlagung stammt. Die Angst, dass der genetische Code wieder Kontrolle gewinnen könnte, macht mich wütend, vor allem Angesichts der Leidensgenossen. Nie wieder werde ich zu ihnen gehören. Mich nicht verstecken, Kontakt meiden, verkriechen und selbst bemitleiden.

„Der verdammte Stift tuts schon wieder nicht! Wenn es so beschissen los geht, sollten wir das Ganze lieber gleich lassen! Ist natürlich zu viel verlangt, dass so ein Stift auch schreibt. Ist ja nur eine Hirnoperation. Springer!"

Ich hatte mich schon im Waschraum durch Ärger über die fast schlaflose letzte Nacht in die richtige Stimmung gebracht. Schnell ist ein Grund gefunden, Dampf abzulassen. Die Stifte funktionieren nie, wenn man erst mal im rasurbedingten Blut gemalt hat. Jeder weiß das, aber niemand will die Konfrontation mit mir. Nicht so früh am morgen. In meiner Rüstung fühle ich mich sicher. Im wahrsten Sinne des Wortes *unantastbar*. Nur ich habe das Recht, die Barriere aus sterilem Kittel, sterilen Handschuhen, Haube und Mundschutz zu durchbrechen. Die verborgene Mimik macht den Blick kalt, das filigran zwischen Daumen und Zeigefinger gehaltene Skalpell blitzt. Nichts und niemandem bin ich nun Rechenschaft schuldig.

„Können wir?"

Ich habe ruhig abgewartet, bis die Schwestern alle Schlauchsysteme angeschlossen, alle notwendigen Instrumente am Tisch und alle Gespräche eingestellt haben. Ich spüre das angespannte Unwohlsein des gesamten Teams.

„Sie können", von der Anästhesistin, die dafür sogar kurz von ihrem Hocker aufsteht.

Das nächste Mal dann in anderthalb Stunden, wenn sie sich zur Frühstückspause auslösen lässt.

Sie hatte mich letzte Woche auf dem Gang vor den OP-Umkleiden angesprochen.

„Ich weiß gar nicht, wie die Kollegen das schaffen...?"

Ich konnte mir denken, worauf sie aus war, ließ sie aber zappeln. Hatte mir nie jemand glauben wollen, aber die so reserviert und überaus korrekt tuende Mitvierzigerin hielt ihren Körper nicht einfach so mit täglichem Fitnesstraining in Schuss. Abgesehen von ein paar Freaks war die einzige Erklärung für Fitnesstraining jenseits der vierzig Geilheit.

„Was meinen Sie, Fr. Kaiser?"

„Na, bei der vielen Arbeit... Da bleibt doch für solche Aktivitäten gar keine Zeit."

„Forschung?"

„Nein, haben Sie denn die Gerüchte nicht gehört?"

„Ich bin immer der Letzte, der hier was hört."

„Die zwei aus der Urologie haben ihr Techtelmechtel angeblich hier in der Klinik betrieben."

„hm."

„Selbst tagsüber. Ich halte das für absolut unmöglich und üble Nachrede."

Das Kinn leicht angehoben, hatte sie unaufhörlich ihr kleines Delphinamulett gedreht und war von einem Fuß auf den anderen gewippt. Der Mund leicht geöffnet in der verzweifelten Hoffnung, ich möge doch endlich verstehen, worum es ihr geht. Ich drehte mich mit einem Blick auf meine Uhr abrupt weg.

„Mist, muss weg. Bin schon zu spät dran."

Die Hand am Amulett verkrampfte sich, die Fingerkuppen weiß. Im Weggehen erlöste ich sie.

„Ach übrigens, Frau Kollegin, natürlich geht das. Wenn sie später zehn Minuten Zeit haben, zeige ich es ihnen gerne. 16:20 Uhr, Raum 3.02B."

Ich musste mich nicht umblicken.

„Einspannen!"

Der Kopf wird in einer dreidornigen Schraubzwinge eingespannt, die sich tief in den Schädelknochen bohrt. Sieben Newtonmeter ist der vorgesehene Zieldruck. Wer nicht zehn schafft und beim Einspannen Geräusche wie ein olympischer Gewichtheber von sich gibt, ist ein Weichei. Rasieren geht schneller als gründlich desinfizieren, was zu großzügigen Rasuren mit der Schermaschine führt. Das Schmerzempfinden der Kopfhaut wird mit Lokalanästhesie aufgehoben. Auch bluten soll es dann weniger. Die gesamte Kopfhaut wird gespalten und aufgespreizt, so dass der Hirnschädel vom Wulst oberhalb der Augen bis zum Knochenvorsprung am Hinterkopf freiliegt. Durch das extreme Aufspreizen mit dem Sperrersystem ist soviel Spannung auf der geschlitzten Kopfhaut, dass alleine die Dehnung die Blutgefäße verschließt.

Die Fixierung in der Zwinge und die während des Aufschneidens zum Teil spritzenden Blutungen führen regelmäßig zu Entsetzen bei den Hospitanten. Die in

Erwartung eines ästhetischen Eingriffs durch einen feingeistigen Chirurgen zu intensiv hingeschaut haben. Zur Eröffnung des Schädelknochens wird ein Bohrer verwendet, dessen elf Millimeter durchmessender Bohrkopf mit einem starken Motor verbunden ist. Die Drehzahl lässt sich stufenlos steigern. Der Apparat wird aufgrund seiner Größe und seiner Leistung mit zwei Händen gehalten. Der Schädelknochen ist hart und der Kampf zwischen Schädel und Bohrer ist zäh. Der Bohrkopf wird zwar kontinuierlich mit Wasserspülung durch den Assistenten gekühlt, dennoch kommt es schnell zu Rauchentwicklung und Schmauchspuren am Rand der Bohrung. Die Schädelbohrung vor dem Durchstoßen der innersten knöchernen Grenzlamelle zu unterbrechen, ist inakzeptabel. Die Wiederaufnahme der Bohrung nicht immer leicht und vor allem ist es ein Zeichen der Schwäche, die Bohrung nicht in einem Zug bis zum Hirn zu führen. Wer schon am Knochen zögert, wird im Hirn selber versagen.

Der Schädelknochen ist außen überzogen von einer festen, plastikartigen Membran, wie ein zu straff bezogener Barhocker. Die Innenseite spektakulär durchzogen von einem Relief an über die Jahre hineingefrästen Furchen und Kanälen. Das Hirn zieht mehr Blut aus dem Kreislauf als jedes andere Organ. Die großen Muskeln eingeschlossen. Der Knochendeckel landet im Jodbad und es folgt die Eröffnung der Hirnhaut. Ein heiliger Moment. Danach gibt es kein Zurück mehr. Ist sie eröffnet und das Gleichgewicht in der innersten Kammer gestört, wird die Operation schnell unvorhersehbar. Das Hirn kann alleine aufgrund der plötzlichen Exposition zu Luft und Licht schwellen und aufquellen wie ein Marshmallow in der Mikrowelle. Was gerade noch von irritierender Schönheit war, wird schnell zu einer zahnpastaartigen Masse, die sich beim Hervorpilzen selbst die Blutzufuhr abschnürt. Das rotgestaute Gewebe wird weiß, dann grau. Graues Hirn kann getrost abgesaugt werden und sich mit dem Blut im Sauger zu einer bizarren Masse vermischen. Den Druck kann man dem zum Platzen gespannten Hirn nur nehmen, wenn man die Ursache entfernt. Sollte diese ein kleiner Tumor sein, und dieser nicht an der Oberfläche liegen, kann dieses Unterfangen zu einem zunehmend frustrierenden Wühlen im gesunden Hirn führen. Was wiederum das Pilzen noch verstärkt. Schließlich gilt es, großzügig gesundes Hirn abzusaugen, um Übersicht zu gewinnen. Oder aufgeben und den Knochendeckel mit Gewalt wieder einsetzen. Dann quillt das Hirn solange zwischen Knochendeckel und Bohrrand hervor, bis das Herz zu schlagen aufhört.

Der Druck im Kopf lässt nach und das hässliche Hervorquillen des Hirns aus den Wundrändern der notdürftig adaptierten Hirnschwarte hat ein Ende. Gelingt es der Anästhesie bei einem Schwerverletzten den Kreislauf trotz quillender Hirnmasse aufrecht zu erhalten, ist dies ein feierlicher Moment für den Neurochirurgen. Das Fußvolk, bestehend aus Narkoseärzten sowie Unfall- und Allgemeinchirurgen quält sich unter vollem Körpereinsatz dabei ab, zerborstene Knochen zusammenzusetzen, geplatzte Organe und Gefäße zu flicken und dabei auslaufende Körperflüssigkeiten in einem Tempo zu ersetzen, das die Körpersäfte alle fünf Minuten komplett ausgetauscht werden. Wird das nach Entdeckelung frei an der Luft atmende Hirn hart und wechselt sein Antlitz von rot nach weiß nach grau, räuspert sich der Neurochirurg, um dann, das emsige Chaos und Stimmengewirr unterbrechend, zu deklamieren, das der Patient hirntot sei. Damit ist die Aufführung vorbei.

Trotz schlagenden Herzens die Verschraubung des gebrochenen Knochens einzustellen, fällt dem orthopädischen Chirurgen nicht leicht. Es kostet ihn merklich Überwindung, Hammer und Meißel aus der Hand zu legen. Nur der Neurochirurg hat das Privileg, auch bei Intaktheit aller anderen Organe, den Tod des Patienten unwiderruflich und ohne Diskussion bei voll laufender Maschinerie im OP-Saal zu verkünden. Ein erhebendes Gefühl. Auch nicht getrübt durch resultierende Angehörigengespräche über diese Tatsache und die mögliche Organspende, da dies durch das Organspende-Team geschieht. Bei privat versicherten Toten ist es notwendig, die Aussagen des Narkosearztes gegenüber den Angehörigen durch ein kurzes „Ja, wir konnten nichts mehr machen" zu verifizieren. Das funktioniert im Vorbeigehen. Der Neurochirurg hat bedarfsweise immer sehr dringende und wichtige Dinge zu tun, so dass eine tiefergehende Erörterung von Problemen in aller Regel nicht möglich ist.

09:15 Uhr

Lehre, Forschung und Patientenversorgung. In dieser Reihenfolge sind meine Verpflichtungen in meinem Arbeitsvertrag niedergelegt. Die Ausbildung der Assistenzärzte folgt offiziell einem Curriculum, welches detailliert festlegt, zu welchem Zeitpunkt die Assistenten welche operativen Fähigkeiten erlernen sollen. In Wahrheit muss sich jeder seine Fähigkeiten erkämpfen. Ich verspüre geringe Motivation zur Ausbildung ohne Gegenleistung.

Die Zeit einer Operation vergeht schnell oder langsam. Heute vergeht sie zäh. Meine Ungeduld wächst zu früh zu schnell.

„Mach den Schnitt direkt in einem durch".

Der Tremor Fahrigs nimmt zu. Was für eine Niete. Was passiert wohl, wenn mal was richtig schief geht und Papa nicht daneben steht.

„Bis auf den Knochen runter!"

Der Schwachkopf hat es einfach nicht drauf. Wir beide wissen es. Die unausgesprochene Wahrheit verpestet die Luft im OP-Saal. Er hat weder die manuelle noch die geistige Geschicklichkeit für diesen Beruf. Eins von beidem ist ein Muss. Beides macht dich zu einem überdurchschnittlichen Chirurgen.

Natürlich blutet es jetzt viel. Meiner Anweisung gemäß liegt der Patient nun mit einer zwanzig Zentimeter langen, bis auf den Knochen reichenden Schnittverletzung vor uns. Fahrig stochert mit der Koagulationspinzette im Blutsee und scheint absichtlich die spritzenden Blutungen zu meiden. Als würden sie aufhören zu bluten, wenn er sie ignoriert.

„Könnten Sie bitte da etwas saugen?"

Eigentlich reicht diese unsichere Aufforderung in Frageform schon aus, um ihm die Instrumente aus der Hand zu reißen und seinen Platz einzunehmen.

„Wenn du keine Blutstillung machst, bringt das Saugen auch nichts, Junge."

Assistenten beim Aufschneiden der Kopfhaut zuzusehen und ihnen zu erklären, wo die Bohrlöcher zu machen sind, ödet mich an. Gibts keinen Arsch oder keine Titten zu begaffen, sieht es für den Assistenten schlecht aus.

„Ich gebe Ihnen noch fünf Minuten. Entweder der Knochen liegt dann frei oder ich mach weiter."

Ich schaue mich um und sehe die mir vertrauten Dinge. Die mir vertrauten Personen. Das Operationsmikroskop steht steril bezogen abseits. Es wird erst nach Eröffnung der Hirnhaut benötigt. Die Bilder des Patienten auf den Monitoren, die in schwarz-weißer Pixelung die tödliche Aussackung der Gefäßwand des Patienten zeigen. Fahrigs grobe, abgehackte Bewegungen, die ohne weitergehendes Konzept ausgeführt werden. Es geht kaum voran und kostet ihn trotzdem all seine Energie. Der Instrumentiertisch. Die verschiedenen Instrumente, jedes für sich ein Kunstwerk, angefertigt, um genau eine Aufgabe zu erfüllen. Angerichtet auf dem Tisch in logischer, effektiver Anordnung. Die instrumentierende Schwester leicht über ihren Tisch gebeugt, sprungbereit. Sie greift jedes Instrument mit einer Sicherheit, als wäre es Teil ihres Körpers.

Ich sehe diese Dinge seit zwölf Jahren beinahe jeden Tag. Nun kämpft ein junger Assistenzarzt namens Fahrig neben mir und auf der Station wird Egon Altar wohl demnächst gebeten, sich fertig zu machen und das OP-Hemdchen anzuziehen.

Ich werde Fahrig weitermachen lassen. Der Chef wollte doch, dass er mal ans Schneiden kommt. Schneiden geht immer auch mit Blutstillung einher. Die muss er jetzt auch machen. Wenn der Chef gleich kommt und Fahrig noch immer dabei ist, die Kopfschwarte in Kohle zu verwandeln, ist das nicht mein Fehler.

Soll er mal sehen, wie talentiert sein Labormäuschen ist. Wenn der Typ wissenschaftlich wirklich so gut ist, kann er sich hier eine Menge erlauben. Eingeworbenen Drittmittel machen immun gegen Kritik.

„Hier musst du koagulieren."

Es nervt mich mit anzusehen, wie der Patient zu einem so frühen Operationszeitpunkt so viel Blut verliert.

„Was? Ihr habt noch nicht mal den Kochen raus???" Der Chef kommt in den Saal gestürmt. Fahrig lässt die Arme hängen und ist kurz davor, sich und wichtige Instrumente unsteril zu machen. Ich gebe ihm einen Tritt unterm Tisch.

„Chef, das ist ein Ausbildungseingriff. Und total vernarbt war es auch."

Ein unnötiges Gespräch. Ich weiß genauso gut wie er, dass wir hier über eine Stunde seiner kostbaren Zeit vergeudet haben. Fahrig steht geknickt da und weiß nicht so recht, was vor sich geht und wie es weitergehen soll. Ich klopfe ihm so hart auf die Schulter, dass er sich kurz am Patienten abstützen muss.

„Kopf hoch, Fahrig. Ich bin mir sicher, an der Pipette kannst du mehr. Und jetzt zeig dem Chef mal, was ich dir bezüglich des Saugens beigebracht habe. Tschaka!"

Die beinahe anderthalb Stunden Rumgewurschtel von Fahrig haben keine zehn Minuten OP-Zeit eingespart. Unterm Strich dauert das Ganze für den Chef eventuell sogar etwas länger, da Ludger H. nicht vom Chef persönlich in die Schraubzwinge gespannt wurde. Somit ist er zwangsläufig falsch eingespannt. Fahrig versucht sich in einer gekrümmten Haltung mit beinahe ausgestreckten

Armen nützlich zu machen. Versucht zu saugen. Der Respekt vor dem Chef hat ihn in diese ungewöhnliche Haltung gezwungen. Er traut sich nicht an den Tisch ran. Tot umfallen würde er, wenn er den Chef berühren würde.

„Und nicht vergessen Fahrig. Der sicherste Weg in den Hintern des Chefs sind Drittmittel!"

Ich gehe lieber, bevor ich was noch Dümmeres sage.

10:11 Uhr

Der Mix aus Koffein und Amphetamin schlägt nun voll durch. In der Umkleide versuche ich mich hinzusetzen, um meine schwirrenden Gedanken zu bändigen. Es misslingt, ich kann keine zehn Sekunden ruhig sitzen bleiben. Ich denke an Müller, ob ich schnell zu ihm gehe und ihn nach was zum runterbringen frage. Aber er hat mir schon einmal unmissverständlich klar gemacht, dass das so nicht läuft. Keine Transaktionen auf dem Klinikgelände. Müller kann mir jederzeit den Versorgungshahn abdrehen. Im Saal drei machen sie schon zu. Keine halbe Stunde mehr mich runter zu bringen, bevor es bei Egon losgeht. Ich wechsle meinen durchgeschwitzten Kasack und verlasse die OP-Umkleide.

Auf dem Weg zu meinem Büro seh ich grad noch, wie Egon in seinem Bett Richtung Fahrstuhl geschoben wird. Er hat das Kopfteil seines Betts dreißig Grad aufgestellt, die Decke bis unter die Achseln hochgezogen. Sie deckt seinen Körper ungewöhnlich glatt. Beinahe als würde sie schweben. Beide Arme liegen vollkommen parallel neben seinem Rumpf. Er hat die Augen geöffnet. Er starrt schräg nach oben, genau über den Kopf der das Bett über den Gang manövrierenden Schwester hinweg. Sie versucht Blickkontakt herzustellen, wahrscheinlich um ihm ein paar aufmunternde Worte zu spenden. Ich sehe es nicht, aber ich weiß, dass Altar nicht blinzelt. Das leblose Starren ist Teil seines Opfergangs.

Die Nacht war zerfasert in unappetitliche Gedankengänge und Träume. Irgendwie halbschlafend durchwacht. Nach der Schlaftablette um 22:00 Uhr wollte ich nichts mehr nehmen. Heute ist doch mein großer Tag. „Hast dein Schicksal selbst in der Hand", hatte er mir noch gestern wieder sagen müssen. Da hatte ich schon längst unterschrieben. Und meine Kreuzchen gemacht. Viele Kreuzchen.

Ich lausche auf Stimmen auf dem Gang und schließe dann vorsichtig die Tür meines Büros ab. Nachdem ich die Vorhänge soweit zugezogen habe, dass der Computer nicht mehr einsehbar ist, setze ich mich an meinen Schreibtisch. Der Tisch ist aus einem solchen Material, das ihn auch nach gut zwanzig Jahren Nutzung noch beinahe ungebraucht erscheinen lässt. An meiner nun verschlossenen Bürotür klebt ein gelber Punkt. Funktionsbereich Verwaltung, einmal wöchentliches Wischen aller glatten Flächen. Mit der Angestellten der externen Reinigungsfirma habe ich über die Monate ihres Erscheinens ein vertrauensvolles Verhältnis aufgebaut. Sobald sie mich sieht, zeigt sie ihre makellosen Zähne, die ihren gedrungenen Körper in einer irritierenden Art überstrahlen, und nickt mir zu.

Ich habe herausgefunden, dass sie Philippinin ist. Zumindest ist diese Annahme nicht widerlegt worden. Ich wüsste gerne mehr über sie. Dass sie kein Wort Deutsch spricht muss nicht heißen, dass sie erst seit kurzem im Land ist. Wohl eher, dass sie mit Familie da ist. Mein Hallo und Tschüss versucht sie neuerdings zu kopieren. Es fällt ihr schwer. Ihre Zunge scheint für die Intonation unserer Silben zu groß zu sein. Oder zu unbeweglich. Manchmal summt sie vor sich hin. Dann lausche ich und versuche einzutauchen in ihre Welt. Ihre Melodien erwecken in mir Bilder von Urwald und Tigern. Einer Pflanzenvielfalt in Form und Farbe, wie ich sie noch nie gesehen habe. Reizende Gerüche und zirpende Geräusche und ich frage mich, warum man ein solches Paradies verlässt. Sie bewegt keine Gegenstände. Nicht den Papierkorb, nicht den Bürostuhl, nicht die Rollkassette mit den Hängeordnern längst verblichener Patienten. Ich weiß nicht, ob sie es aus Zeitnot oder Respekt unterlässt. Möglich auch, dass sich ihr keine Notwendigkeit erschließt. Mit jedem Ziehen der immer gleichen Bahnen vertieft sie die Kluft zwischen gewischten und ungewischten Arealen. Die Stellflächen der unbewegten Gegenstände sind markiert durch einen klebrigen Film aus Dreck und Staub.

Aus der mannigfaltigen Auswahl an kleinen Vorschaubildern entscheide ich mich für eines, welches eine große blonde Frau im Businessanzug zeigt, die über ihre Brille hinweg einen jungen Mann erschrocken anstarrt. Ihre Bluse ist bis zum Platzen gespannt und auch ihre ausladende Hüfte bei schmaler Taille gefällt mir.

Der Grund für ihren Schreck ist das enorme Glied des jungen Mannes, das sich durch seine Leinenhose abzeichnet. Der junge Mann ist kurzhaarig, sportlich und wirkt insgesamt sauber. Nach dem Doppelklick kommt es wie es kommen musste. Der junge Mann stellt nassforsche Forderungen, auf die seine Vorgesetzte zunächst resolut ablehnend reagiert. Nach einem beherzten Griff an den beeindruckenden Busen der Chefin überlegt diese es sich jedoch anders und geht in die Knie. Eigentlich wirken sich Amphetamine nachteilig auf die Erektionsfähigkeit aus, aber bereits der Anblick der großbusigen Blonden mit dem riesigen, fleischigen Schwanz im Gesicht lässt mich beinahe zum Höhepunkt kommen. Ich klicke mich durch, um die beste Stelle für meinen Abschluss zu finden. Wie ihr breiter, Richtung Kamera gestreckter Arsch auf seinem enormen Schaft auf und abgleitet, lässt meinen Penis schon etwas zucken. Letztlich entscheide ich mich aber für die klassische Endszene. Der Saft des jungen Mannes auf der braunen Haut von Gesicht und Busen verteilt sieht hübsch aus.

Ich schmeiße die zwei Kleenex-Tücher in den Mülleimer und lösche alle Browser und Cache Files. Natürlich ist exakt nachvollziehbar, wann, wie lange und auf welchen Seiten ich war, aber ich bilde mir ein, dass unsere IT-Abteilung kein Interesse an einem kleinen Wichser wie mir haben kann.

Ich fühle mich besser. Mit geschlossenen Augen denke ich an Egons Operation und die Gedanken fangen nicht an zu rasen. Es kann losgehen.

Das was in der Ambulanz vor gut einem Jahr begann und jetzt wieder aufgebrochen ist, wird nun zu Ende gebracht. Ich fühle mich leer, vollkommen leer. Jeglicher Energie beraubt. Ich fühle mich uneinheitlich, habe mich seit dem Gespräch mit Dr. West vor einer Woche von meinem Körper getrennt. In den OP gebracht wird meine leere Hülle. Ich kann und will da nicht wieder hin. Mein Körper wird mitmachen. Er ist gut vorbereitet. Vor Christine habe ich keine Angst. Sie will mir wirklich helfen. Wenn sie doch nur schon bei der Narkoseeinleitung dabei wäre. Aber ich habe mich nicht getraut, sie zu fragen.

Ich hatte Altar über das Lautsprechersystem aufgerufen. Der Warteraum liegt fünfundzwanzig Meter weit weg. Er kennt den Weg. Nach fünf Sekunden stehe ich auf und beginne die MRT-Bilder seines Kopfes chronologisch geordnet am Leuchtkasten aufzuhängen. Es klopft und die Tür geht auf. Ohne den Kopf zu wenden rufe ich,

„Hey! Hätte nicht gedacht, dass du dich her traust... und noch dazu so pünktlich! Aber Spaß beiseite, wie geht es dir?"

Dies ohne das systematische Aufhängen der Bilder zu unterbrechen. Die Röntgentaschen mit den restlichen Bildern in der Hand drehe ich mich zu Altar um.

„Na, wie siehts aus - wollen wir uns die Bilder mal anschauen?"

In der Ambulanz gibt es drei Typen zu unterscheiden. Die, die nach dieser Aufforderung sitzen bleiben und den Kopf leicht schüttelnd abwinken, sie verstünden davon doch sowieso nichts. Die, die spätestens unmittelbar nach dieser Frage mit ihrer verdammten Nase am Schirm kleben und ihren Mix aus der Bunten und Wikipedia loslassen. Und die, die in circa einem Meter Abstand vor den Bildern verharren. Der eine Meter ist bei Typ 3a Respekt vor dem Arzt, bei Typ 3b Angst geschuldet. Altar ist 3b.

„Ja genau. Das ist die Stelle, Egon. Mehr Kontrastmittelaufnahme. Das kann vieles heißen, unter anderem, dass das Teil wieder wächst."

Er stand einfach nur da und schien sich zu überlegen, ob er sofort Schluss macht, oder den Tumor das erledigen lässt. Für einen kurzen Moment erwartete ich, dass er eine Waffe zieht und wild um sich zu schießen beginnt.

Nur weil er die Bilder hingehängt hat, ist er nicht schuld. Trotzdem, seit er so beiläufig die MRT-Aufnahmen meines Todesurteils an den Leuchtkasten gehängt hat, hasse ich ihn.

Er schien etwas sagen zu wollen. Ich habe ihm ausführlich erklärt, dass erneutes Tumorwachstum ein Jahr nach der Operation bei dieser Art von Tumor eher die Regel, als die Ausnahme sei. Dass wir das ja schon vor der ersten Operation besprochen hätten. Dass er eigentlich Glück habe, da wir nochmal operieren können. Und er guckte und guckte und alles Leben entwich ihm. Schließlich blickte er mich wässrig an.

„Wann?"

Wann. Das war alles, was ihm einfiel zu der Tatsache, dass sein Hirntumor wieder wächst. Direkt wieder in seinem Märtyrermodus. Augen zu und durch. Was für ein kaputtes, armes Ding.

Die Operation. Der Eingriff in mein Leben, der alles wieder auf null zurücksetzen wird. Alles wird sein wie nach der ersten Operation und das Rezidiv nie passiert. Ich bin doch nicht einer von denen. Bei denen der Krebs immer weiter wächst. Nein, eine saubere, erfolgreiche Operation. Alles raus. Also, wann?

Auf dem Weg zum OP sehe ich einige der anderen Patienten von meiner Station. Sie kommen mir wie Laiendarsteller vor, verpflichtet mit der Maßgabe, sich möglichst unauffällig in die graubraunen Stationsflure einzupassen. Trotz ihrer Kopfverbände und Behinderungen spielen sie die Rolle perfekt. Ihre Gesten und Äußerungen verschmelzen mit dem Wuseln der Pflege und der Monotonie der Reinigungskräfte zu einem Brei aus Krankheit und dem zum Scheitern verurteiltem Versuch, diese zu besiegen.

„Machst du jetzt Egon?"
Die kleine dunkelhaarige Schwester hatte Egon schon bei seinem ersten Aufenthalt betreut. Mit ihrer extrovertierten Art hatte sie versucht, ihn aus seiner Lethargie zu reißen. Irgendwann verstand sie dann, dass diese sein Wesen ist.
„Ja".
„Pass auf ihn auf, du weißt, wie empfindlich er ist."

Sie meint das genauso, wie sie es sagt. Dass ich auf ihn aufpassen soll. Mehr als auf andere. Dass wir uns nicht bei jeder Operation gleich viel Mühe geben. Vielleicht nicht geben können.

„Ja. Das weiß ich. Er ist ein zartes Pflänzlein und wird einen schweren Sturm zu überstehen haben."

„Mark, ich meine das ernst. Wenn der hinterher was hat, bringt er sich um!"

Wieder. Sie hat die Sache wieder auf den Punkt gebracht. Er ist nicht der Typ, der mit einer Behinderung leben kann. Er ist aber noch viel weniger der Typ, der mit Angst auslösender Ungewissheit leben kann.

„Es muss alles raus. Sonst bringt er sich um."

Ich glaube, sie hat mich verstanden. Hat nur genickt und mir nachgeschaut, als würde sie sich von etwas verabschieden, ohne zu wissen wovon.

In der OP-Umkleide nehme ich das Foto von Maria und Laura aus meinem Spind. Es bedeutet mir viel. Entstanden vor über fünf Jahren ist Laura noch nicht viel mehr als die Idee des Mädchens, das sie mittlerweile ist. Ein Bild voller Verheißung und Zuversicht. Marias strahlendes Lächeln. Die Wehmut packt mich unvermittelt und ich muss auf die Zähne beißen und eine Grimasse ziehen, um nicht loszuheulen. Stoßartige Atmung. Mutterseelenallein.

Eine einsame Träne tropft auf das zerknitterte Bild in meinen Händen. Ich lege es behutsam zurück und schließe meinen Spind.

Die Ärztin hat mir den Zugang in eine Vene meines Handrückens geschoben. Zuvor hat sie mir nochmal erklärt, dass ich erst mal schlafen werde, bevor es mit der Testung losgeht. Sie hat eine große Spritze mit einer milchigen Flüssigkeit in der Hand. Ihre Frage, ob alles in Ordnung sei, habe ich ignoriert. Ich habe heute noch kein Wort gesprochen. Sie setzt die Spritze an dem Venenzugang an und beginnt den Kolben ebenso langsam wie bestimmt vorzuschieben. Sie möchte, dass ich laut zähle. Ich schaue sie nur an. Schaue ihr tief in die Augen. Dies ist vielleicht das Letzte, was ich als Egon Altar wahrnehme. Der Schlaf steigt auf und nimmt mich mit. Ich werde nicht mehr wach werden. Freudentränen.

11:35 Uhr

„Wie geht es dir?"

Kopfschwarte und Schädelknochen haben wir in einem Vollnarkose ähnlichem Zustand eröffnet, jetzt sind sämtliche Medikamenteninfusionen ausgestellt. Ich bin grade dabei, die äußere Hirnhaut zu eröffnen. Gleiche Stelle wie letztes Mal. Das Team verhält sich ruhig. Ohne das übliche Stampfen des Beatmungsgeräts und Piepen der Infusionssysteme herrscht eine Grabesstille.

„Haben Sie schon angefangen?"

Die Herkunft der Stimme jenseits der sterilen Abdeckungen ist für mich, meine Assistentin und die instrumentierende Schwester nicht einsehbar. Altar liegt leicht angeschrägt auf dem Rücken. Unmittelbar oberhalb seiner Augenbrauen ist das senkrecht aufsteigende sterile Tuch angebracht. Mit seinem fixierten Kopf kann er nur geradeaus starren.

Ich denke, dass es Wahnsinn ist, dass er es auch nach unzähligen intensiven Vier-Augen und Telefongesprächen nicht fertig bringt, mich zu duzen. Mit einer feinen Pinzette hebe ich unter dem Mikroskop die äußere Hirnhaut vorsichtig an, um sie dann mit einem Rundmesserchen Zellschicht für Zellschicht einzuschneiden. Schließlich schimmert die innere Hirnhaut durch, überzogen von einem Geflecht feinster Blutgefäße. „Ja, wir haben schon ein bisschen angefangen."

Altar hat es wie schon vor der ersten Operation strikt abgelehnt, in irgendeiner Form über den konkreten Ablauf des Eingriffs unterrichtet zu werden. Bei der Generalprobe, einem Ritual, das aus dem Durchexerzieren der Abläufe im Operationssaal ohne Skalpell besteht, hatte er erschrocken auf den Bildschirm an der Wand gezeigt.

„Was ist das?"

„Ein Bildschirm."

Ich habe einfach keine Energie mehr, auf seine Kindereien einzugehen. Du hast einen Tumor im Kopf, du bist hier im Operationssaal und das ist der OP-Tisch. Fertig.

„Auf dem Bildschirm zeigen wir alle für die Operation wichtigen Bilder deines Kopfes sowie das Mikroskopbild, damit das gesamte Team weiß, bei welchem Operationsschritt wir grade sind." sprang Christine ein.

Panische Angst brachte Altar dazu, so was wie Emotionen zu zeigen.

„Das geht nicht! Ich will das nicht sehen, das Bild meines, meines..."

Ein narzistisch depressiver Typ mit nicht vorhandenen Nehmerqualitäten.

„Ok, Egon. Wir werden den Bildschirm auslassen. Kein Problem."

Und jetzt betrifft seine erste Frage nach dem Aufwachen den Operationsfortschritt. Er blickt aus seiner Halbseitenlage exakt auf den zwei Meter entfernten schwarzen Bildschirm. Ich unterhalte mich mit der Vorstellung, den Bildschirm unvermittelt einzuschalten. Mit dem Mikroskopbild der pulssynchron bebenden, rotblutig hervorquellenden Oberfläche seines Schläfenhirnlappens. So wie das Hirn aussieht, bezweifle ich, dass Altar ausreichend mit abschwellenden Medikamenten vorbehandelt wurde. Entweder die Schwestern haben die Medikamente wieder mal falsch ausgeteilt, oder der sture Bock hat die Tabletten nicht genommen.

„Warum muss ich das nehmen? Ich möchte nicht zu viele Medikamente einnehmen."

Ich hatte auch hier keinen Widerspruch ob dieser, angesichts des todbringenden Hirntumors, absurden Aussage erhoben.

„Herr Altar, der Operationstisch bewegt sich jetzt mal ein bisschen, ok?"

„Aber warum denn?"

Erste Anzeichen von Panik in der Stimme. Ob es doch ein Fehler war, ihn als stabil genug für die Operation einzuschätzen?

„Wenn wir den Tisch ein wenig kippen, macht mir das die Arbeit leichter. Du weißt doch, wie faul ich bin."

Die Wichtigkeit des Momentes herunterspielen. Fremde Gefühle kontrollieren. Es kotzt mich an.

Leise zum OP Springer,

„Stell ihn mal ordentlich auf die Beine, das Hirn quillt hier raus wie eine Atompilz".

Das Arsenal an anästhesiologischen Waffen ist im Vergleich zur Operation in Vollnarkose reduziert. Jetzt muss die Erdanziehungskraft ausreichen, um das hervorpilzende Hirn wieder in sein knöchernes Kompartiment zurückzuweisen.

 Altar brüllt, als ihn der fernbediente Tisch langsam in eine halb aufrechte Position bringt. Christine nimmt seine Hand.

„Keine Angst. Wir haben Sie gut befestigt. Es kann nichts passieren."

Ich war zu angespannt für diesen frühen Operationszeitpunkt. War Christines Eingreifen normalerweise ein beruhigendes Ritual, nervte es mich jetzt nur. Immer die gleiche Leier. Immer die gleichen tauben Ohren.

Altar wimmert vor sich hin. Kraftlos zerrt er an den Riemen, mit denen seine Beine sowie sein linker Arm gesichert sind. Christine zieht ihre Hand langsam zurück. „Du kannst weitermachen".

Ich muss mehr Platz machen. Lasse die Hochgeschwindigkeitsfräse auf einen noch kleineren Bohrkopf wechseln, um die Erschütterungen beim Fräsen zu minimieren. Die Fräse läuft an, ich setze sie behutsam an der zwischen Stirn- und Schläfenhirn hervorspringenden Knochenlamelle an. Wenn ich die nicht vernünftig runtergefräßt bekomme, sollte ich den Eingriff besser beenden.

„Ohne Zugang zur Schädelbasis haben Sie keine Chance bei dem Tumor", hatte ich der Assistentin noch kurz vor dem Eingriff bei der letzten Durchsicht der Bilder mitgeteilt. Pause.

Üblicherweise haben Assistenten zu viel Angst vor Bloßstellung, um Fragen zu stellen. Die Große traut sich. Mit ihren 1,83 Meter ist sie beinahe so groß wie ich. Sie ist schlank, feingliedrig, mit einem hübschen Gesicht und einem nicht zu kleinem, festen Busen. Sie verfügt über solide Grundkenntnisse und besitzt eine schnelle Auffassungsgabe. Insgesamt besitzt sie die richtige Mischung aus Kompetenz und Körper und ist im letzten

Jahr zu meiner bevorzugten Assistentin bei anspruchsvolleren Operationen geworden.

„Sie wollen Hirnwasser aus den zentralen Zisternen drainieren?"

Wie immer spürte ich ein Ziehen in den Lenden beim Anblick der Großen, die den Kopf leicht geneigt hält und so einen nach oben gerichteten, unterwürfigen Blick zustande bringt. In ihrer Stimme schwingt ein leicht herausfordernder Unterton mit. Sie hält meinem Blick stand und zieht ihre Schultern noch etwas weiter zurück, so dass der enge Kasack über ihre Weiblichkeit spannt.

„Wenn ich das nicht mache, fliegt uns bei der Raumforderung die ganze Scheiße um die Ohren."

Ich hatte ein süffisantes Lächeln aufgesetzt, welches sie erwiderte. Sie solange wie möglich mit dem Blick fixierend wendete ich mich ab.

„Rasieren Sie so wie immer und waschen Sie schon mal ab. Ich bin gleich wieder da."

Kaum auf dem Flur schallte mir ihr kompromissloses „Wo ist der Scheiß Rasierer??? Ihr habt gehört was er gesagt hat!" nach.

Ich hatte lächeln müssen. So musste es sein. Nur so läuft der Laden. Flache Hierarchien haben in der Chirurgie nichts zu suchen. Bei ihrer Größe würde ich sie gerne mal im Stehen nehmen.

Die Fräse dreht und wird heiß. Sie knabbert am Schädel von Altar und reißt Stücke raus. Die Fräse wird so heiß, dass der Knochen sich schwarz färbt. Ich will noch ein kleines Stück wegfräsen. Den Knochen noch ein wenig glätten, dann habe ich optimale Sicht. Plötzlich steht alles unter Wasser. Hellrot. Arterielles Blut.

Ich schreie ein gepresstes „Fuck!" raus. Das der Jammerlappen das auch hört, ist mir egal.

Zur Schwester, „Gib mir Wachs, schnell!"

Sie beginnt eine kleine Wachskugel zu formen. Ich reiße ihr den gesamten Batzen aus der Hand. Es blutet wie Sau. Der Sauger schafft es nicht, das Blut läuft über die Abdeckung auf den Boden. Ich reiße das Mikroskop zur Seite, stopfe den gesamten Wachsklumpen in den Fräsbereich und drücke ihn mit den Fingern überall an. Dann noch eine große Kompresse drüber, ein wenig Druck und jetzt hoffen, beten, Wahrscheinlichkeiten abwägen.

Irgendwo muss ich beim Fräsen ein im Knochen verlaufendes Gefäß verletzt haben. Nach der massiven Blutung zu urteilen ein ziemlich dickes.

Scheiße, Scheiße, Scheiße! Nicht hier. Nicht hier, festgeschnallt auf einem Stahltisch, den Kopf in einer Schraubzwinge, einen Katheter im Penis und den blanken Arsch Richtung Anästhesistin gestreckt. Eingesperrt mit einem Haufen wild Fremder. Der plötzliche Ausruf von

Dr. West. „Fuck!" Gleichzeitig das schlagartig neu aufgetretene Geräusch eines auf Maximalstärke laufenden Staubsaugers, der vergeblich versucht, eine Toilette leer zu saugen. Intensive Schlabber und Strömungsgeräusche. Oh Gott, nein! Das ist alles mein Blut, und es läuft mir aus dem Kopf! Ich spüre, wie es im Nacken runterläuft. Höre, wie es auf den Boden tropft und das Tropfen sich zu einem Rinnsal entwickelt! Das Anästhesiegerät gibt irgendein Warnsignal von sich. Beinahe ein Dauerpiepen. Die Anästhesistin fummelt hinter mir rum. Klingt, als würde sie eine Blutdruckmanschette aufpumpen. „Noch eine Druckinfusion!" höre ich sie bellen. Ich muss ruhig atmen, ganz ruhig atmen. Den Drang unterdrücken, meinen Kopf bewegen zu wollen. Ich kann ihn keinen Millimeter bewegen. Alles was ich schaffe, ist die gesamte Kopfhalterung hin und her zu ruckeln. Hilfe. Hilfe! Hilfe!!!

Christines Stimme: „Egon, ganz ruhig. Alles ist gut. Mark hat das gleich wieder im Griff. Halt schön den Kopf still. Alles ist gut."

„Kannst du mal den Scheiß Alarm ausmachen, oder was!?" Dr. West mit unbekannter Stimme.

„Ich glaube, die Druckinfusion anzuhängen ist jetzt wichtiger, als den Alarm wegzudrücken!" Die Anästhesistin beinahe kreischend.

„Fuck. Das blutet unterm Wachs weiter! Wie ist der Blutdruck?"

„160 zu 100. Die Atemfrequenz ist auch hochgegangen. Ich geb ihm was Abschirmendes."

„160?! Gib ihm was, verdammt nochmal! Jetzt! Das drückt sich durch zwei Zentimeter Wachs durch!"

Sie reden über mich? Ein surrealer Tod. Ich sehe Christine direkt vor mir. Ich glaube, sie hält meine Hand? Was Abschirmendes? Ich sehe, wie sie die beiden anfunkelt. Und anzischt.

Dann schaut sie mich wieder mit ihren warmen Rehaugen an. Keine Ahnung, was da grade passiert. Eine Blutung? Ich blute? Sie schaut mich an. So sieht Mitleid aus, denke ich und beginne wegzudriften. Das Plätschern meines Blutes klingt jetzt weniger schlimm.

„Ist das verdammte Flow-seal jetzt endlich fertig?"

Ausgerechnet bei Egon, ausgerechnet bei einer Studien-OP und ausgerechnet jetzt muss so eine Kacke passieren. Noch bevor ich auf die Idee kam, hatte unser Springer schon das ultraneue und ultrateure Blutstillungsmittel von den Kolleginnen aus dem allgemeinchirurgischen Saal geholt.

Schlurft den ganzen Tag in Zeitlupe rum, aber wenn es drauf ankommt, behält sie den Überblick und agiert schnell und zielgerichtet. Ich werde mich hinterher bei ihr bedanken. Egal wie es ausgeht. Ich habe das Zeug noch nie ausprobiert, aber was bei einer zerfetzten Leber funktioniert, sollte am Schädelknochen auch gehen. Keine Zeit um Gebrauchsanweisungen zu lesen. Das liebe ich an meinem Beruf. Jetzt bin ich Herr über Leben und Tod. Niemandem Rechenschaft schuldig. Entweder der Bauschaum bringts oder nicht. Live or die. Der Gedanke entspannt mich.

„Flow-seal ist fertig, Mark."
In der einen Hand den Sauger, in der anderen die Spritze mit Flow-seal. Ich wende mich der Großen zu: „Sie nehmen sich jetzt eine chirurgische Pinzette und auf mein Zeichen entfernen Sie zügig den gesamten Kompressenstapel da, ok?"
Trotz aller Hektik und Panik ist sie ruhig geblieben. Auf mein Nicken zieht sie die blutgetränkten Kompressen raus. Die Blutsäule drückt sofort die Wachsplombe aus dem Knochen. Ich stecke die Spritze in das, was ich für den Blutungskanal halte und drücke die gesamte Ladung rein. Das Zeug vervielfacht zischend sein Volumen und härtet sofort aus. Der Kanal war der richtige. Beinahe zu einfach.
„Blutung steht."

Egon atmet tief. Er schläft.
„Jetzt hätte er fast seinen eigenen Tod verschlafen."

Verhaltenes Gelächter. Denke zum ersten Mal, den Eingriff zu Ende führen zu können.

12:00 Uhr

Altar schläft. Der Rest des Fräsens geht gut. Die Anästhesie soll ihn erst mal noch schlafen lassen. Das Metronom der ewigen Hetze ausgestellt.

Ohne Zeitdruck und ohne Altars Gejammer geht die vernarbte Hirnhaut ohne Komplikationen auf. Jetzt zeigt das Mikroskop ein kleines Areal des linken Schläfenlappens. Die Hirnoberfläche gedehnt über der wachsenden Geschwulst. Ich nehme die Vergrößerung raus. Nicht nur der Kern des Tumors, das gesamte erkrankte Gewebe muss raus. Die vielen Bildschirme im OP-Saal zeigen das Gehirn in der Seitansicht. Es ist nicht pink. Und auch keine wunderschöne Kollage aus Erhebungen und mäandernden Fältelungen. Es ist glitschig blass, von beige gräulicher Farbe. Es pulsiert. Überzogen mit einem schimmernden Häutchen.

„Dann mach die Narkose mal wieder aus."
Meine leise gesprochenen Worte hallen im Saal wieder.
Der Tumor wirkt etwas gröber als das umgebende Gewebe. Zum Rand hin verliert sich die offensichtliche Gewebeveränderung. Hier, im Randbereich, wo Tumorzellen in Gruppen von zigtausenden oder auch einzeln ins gesunde Gehirn infiltrieren, entscheidet sich,

164

wer das Rennen gegen die Uhr gewinnt. Verbleibt auch nur eine einzige fatal programmierte Zelle, wird sie für Millionen, Milliarden Nachkommen sorgen. Die den Organismus vergiften und verstopfen. Keine in die Blutbahn oder sonst wohin gespritzte Substanz wird diese eine Zelle erreichen, die sich von gesunden Zellen nur in ihrer Fortpflanzungslust unterscheidet. Unsichtbar in ihrer tödlichen Art für jegliche systemische Therapie. Nur mein Messer kann ihr den Garaus machen. Diesmal keine Kompromisse. Zu lange schon schiebe ich den Tross aus selbstgefälligen Nichtsnutzen vor mir her.

Sobald die grau schimmernde Hirnrinde entfernt ist, wird das Gewebe weißzerfließlich. Die Faserbahnen des Hirns. Ihre Struktur macht, was wir sind. Gute Leistung dank guter Verknüpfungen. Grenzen gibt es keine. Bei Egon eine Pampe wie warmer Camembert. Tumorös durchsetztes Hirngewebe. Dass diese undefinierbare Masse aus Wasser und Protein das Funktionieren aller anderen Organe ermöglicht und kontrolliert, kann ich noch abstrahieren. Dass der Glibber Egon ausmachen soll, seinem Körper eine einzigartige Identität stiftet, kann ich nicht verstehen. Ich kann es nicht glauben. Währenddessen wächst das Loch in Egons Kopf. Die scheinbare Wichtigkeit des Gewebes steht in Kontrast zu der größer werdenden Aushöhlung in seinem Kopf.

Schicht für Schicht trage ich ab. Man kann unbemerkt, vielleicht ungewollt, viel Unheil anrichten. Es ist ein schwer zu begreifendes Gebilde. Ein Organ, das immer unerklärlicher wird, je mehr wir zu verstehen versuchen. Es wächst mit der Entwicklung unseres Intellekts. Uns in seiner Komplexität und Dynamik immer einen Schritt voraus. Vernunft ist ein Witz gegen die Potenz dieses Organs. Und nun bohre ich wie ein Kumpel unter Tage einen Stollen in dieses heilige Konstrukt. Überleben um jeden Preis? Ich beobachte meine Hände. Sie machen weiter. Wieder führt die linke Hand den Ultraschallaspirator an das Gewebe. Er zertrümmert, spült und saugt immer mehr Hirngewebe ab. Ich sehe und ich spüre, wie sich eine Grenze immer mehr verschiebt. Die Hände machen weiter, immer weiter. Etwas stürzt zusammen. Das Loch wächst.

Es gibt finstere, schon lange nicht mehr zugängliche Ecken.

Christines gleichmäßig vorgebrachten Meldungen.

„Ja. Gut. Sehr gut Egon." Sie wirkt maschinell. Oder bilde ich mir das ein?

„Was siehst du jetzt?"

„Ein Auto".

„Richtig. Und das nächste Bild. Was siehst du jetzt?"

„Ein Sofa?"

Die Entscheidung zwischen Sofa und Couch verunsichert ihn.

Halt dein Maul, denke ich, während ich meinen Händen bei der Entfernung seines Hirns zuschaue. Einmal wurde ich bereits bloß gestellt. Meine Hände hören nicht auf mich. Nicht auf zu späten, halbherzigen Zuruf. Ich muss alles rausschneiden. Das habe ich irgendwem versprochen. Meinem Seelensumpf. Wenn ich alles entfernt habe, kann ich mich endlich und endgültig in das Loch zurückziehen. Laura. Was ist mit ihr? Warum schaut sie zu? Was macht sie hier? Als wolle sie mir applaudieren. Ich schneide und sauge. Schneide und entferne. Es geht gut voran. Niemand greift ein. Niemand kann eingreifen. Die Arbeit ist monoton. Spätestens jetzt nähere ich mich dem Hauptkabel. Die Konsistenz ändert sich. Die Information hilft nicht, da ich schon länger nicht mehr weiß, wie sich ein Tumor anfühlen soll. Es wird ein wenig weißer und ein wenig derber, oder härter. Das Loch ist groß. Vielleicht reicht es. Aber nun bin ich vor Ort. Hier muss die Geschichte zu Ende gehen.

Christine stoppt mich nicht. Sie ist unzufrieden. Sagt aber nicht, was los ist.

Er lässt sich hängen.

„Ist bestimmt nur seine Müdigkeit", sagt Christine.

„Er spricht grad nicht. Trotz offener Augen", sagt sie.

Aber auch das gibt es. Muss es geben.

Was ist, wenn dauergeöffnete Augen mehr irritieren als sie helfen? Wenn alles raus ist, wenn ich das Geschwür losgeschnitten habe, werde ich erleichtert sein.

Meine Hände arbeiten unermüdlich weiter. Die weiße Hirnmasse lässt sich gut entfernen. Es blutet kaum. Wie sah noch der Tumor aus? Wie fühlt sich gesundes Gewebe an? Das Loch ist groß und wächst. Ich versuche nun nicht mehr aufzuhören. Warum sollte ich. Hat Christine etwas gesagt? Jetzt höre ich, wie sie beschwörend auf Altar einredet. Nicht mehr viel Zeit.

Meine Hände bewegen sich gleichmäßig. Schicht für Schicht wird abgetragen. Alles muss raus. Keine Notwendigkeit über das Handeln nachzudenken. Alles soll raus. Ich habe seit langer Zeit nicht mehr von den Okularen aufgesehen. Vielleicht sind die anderen schon gegangen. Ich mit Egon und Christine allein. Ist Egon noch da? Das Loch in seinem Kopf wächst.

Es bringt Leben und es bringt Tod.

Laura. Bin plötzlich unsicher, ob sie lebt. Jetzt, in diesem Moment. Aber ich kann nicht aufhören. Ich kann nicht gehen. Ich muss weitermachen. Weitermachen. Immer weitermachen.

Von Christine höre ich nichts mehr. Jenseits des sterilen Tuchs herrscht Schweigen. Jetzt schaut sie über die sterile Abdeckung. Erst sieht sie mir in die Augen, dann betrachtet sie meine unermüdlich arbeitenden Hände. Ich blicke sie an. Unter dem Mundschutz bewegen sich ihre Lippen.

„Was..... machst du?" Gepresst. Flehend.
„Es ist passiert." Ich nehme ein letztes Mal den Sauger.
„Es ist einfach passiert. Genau wie jede Operation."
Sie schaut in Altars ausdruckslose Augen. Sie sind wässrig und grau.
„Wir haben es geschafft, Christine."
Der leblos wirkende Kopf in der stählernen Klemme. Er ruht. Er ruht in der Klemme. Als wäre sie ein Kopfkissen. Erleichtert. Das ist es. Er wirkt erleichtert.
„Er ist stumm"
Christine nickt.
Ihre Augen verlieren sich in der Höhle des ehemaligen Tumors.
„Es ist vorbei."

Ich sitze in der Umkleidekabine und betrachte meine Hände. Der Sekundenzeiger der Uhr tickt. Nicht leise, nicht laut. Er tickt. Ich höre ihm zu und überlege, was jetzt noch passieren muss. Ich denke an sie. Zu intensiv. Ich sinke in mich zusammen. Mache mich auf den Weg.

Epilog

Nun hast du mich eine Woche lang jeden Tag zweimal visitiert. Morgens gegen sieben Uhr etwas in Eile. Am Abend kamst du dann immer zu mir rein – danke für das Einzelzimmer – als würdest du nach Hause kommen. Hast dich erschöpft auf den Stuhl fallen lassen, zwei- bis dreimal tief durchgeatmet, und ein bisschen von deinem Arbeitstag erzählt. Hast mich wieder eifersüchtig gemacht, mit den Schicksalen der anderen.

Dann hast du immer die Arme hinterm Kopf verschränkt und mich gefragt, wie es mir denn ginge. Daraufhin habe ich immer mit den Schultern gezuckt und einen Gesichtsausdruck zwischen nein und ja mit etwas mehr ja aufgesetzt. Du hast immer gefragt, ob ich Schmerzen im OP-Gebiet hätte. Da habe ich immer den Kopf geschüttelt. Hast mich lesen lassen und mich gefragt, ob ich verstünde, was da geschrieben stände. Ich schüttelte den Kopf. Liest mich etwas schreiben. Du hast aufgehört, als ich wieder Striche fabrizierte, die manchmal an Buchstaben erinnerten, aber offensichtlich nichts mit Worten zu tun hatten. Und ich dir den Stift zurückgab mit gesenktem Kopf. Meine Augen mögen feucht gewesen sein.

Jedes Mal sagtest du, dass das schon wird und wir uns nach der Reha wieder sprechen würden. Die billige Doppeldeutigkeit passte nicht zu dir. Das einzige Indiz, dass dir die Situation unangenehm war. Ansonsten ließt du dir nichts anmerken. Routinierte Fragen und Geschichtchen, Interpretationen meiner Mimik und Gestik – meistens richtig – die alles-wird-gut-Floskel und dann warst du wieder weg.

Noch drei, noch zwei, noch ein Tag bis zur Reha. Es tut sich absolut gar nichts. Es ist nicht vorübergehend gestört, es ist weg. Für immer. Ich versuche schon gar nicht mehr, etwas zu sagen. Habe scheinbar schon die Erinnerung daran verloren habe, wie es ging. Wie es sich anfühlt, Lunge, Kehlkopf und Zunge so zu steuern, dass sinnvolle Laute, sogar Sprache entstehen. Es erscheint mir unmöglich, dass ich das mal gekonnt haben soll. Was hast du da nur weggeschnitten? Nach der ersten Operation hatte ich auch Probleme. Damals erholte sich die Störung schnell. Nicht vergleichbar mit dem Gefühl jetzt.

Ich denke, du weißt es. Das ist keine Unterstellung. Du wirst schon wissen, warum du dich nicht erklärst.

Warum dauert das mit der Reha so lang? Machst du da echt soviel Druck, wie du sagst, oder ist auch das egal? Mittlerweile sind sieben Tage seit der Operation vergangen. Vierzehn Visiten. Wenn du mich morgen gehen lässt, ohne ein einziges echtes Wort, ohne wenigstens anzudeuten, dass es dir leid tut, dass du Schuld hast, dass es eben nicht wieder gut wird und auch du dein ganzes Leben darunter leiden wirst. Dass du mich in den Arm nimmst und dich entschuldigst und an meiner Schulter heulst und schluchzt. Ich kann auch schluchzen. Wenn du deine Schuld nicht anerkennst, bring ich uns um. Alle lieben dich. Manchmal geht was schief. Diesmal hast du mich kaputt gemacht. Was sagst du? Was?

Ich habe dich am vierzehnten November aus der Klinik entlassen. Ich habe dir die Hand geschüttelt und geweint. Du hast mich lange angesehen. Dann hast du angefangen, den Kopf zu schütteln. Erst leicht, dann immer mehr. Hast angefangen zu schluchzen. Hast mit den Fäusten begonnen auf mich einzutrommeln. Es gibt kein Zurück. Nie im Leben. Keine Vorahnung, kein Rückgängig machen. Keine Garantien. Ich habe deinen zitternden Körper gehalten. Es gibt kein Zurück. Es gibt kein zur-Seite. Immer nur weiter, weiter. Bis zum Abgrund. Abgrundtiefer Gedankenzwang. Gedanken. Kein Zurück. Gedanken. Kein zur Seite. Alles ist abstrakt. Die Gedanken sind ausweglos. Gedankensog. Gedankensog, der in den Abgrund zieht. Der Abgrund kommt näher. Abgrundtiefe Nähe. Starker, starker, stärkster Angstrausch. Warum. Warum immer bergab. Ich halte dich. Das Zittern lässt nach. Ich streichle deinen Kopf und hoffe, dass es gut war.

Blass, grau. Ausdruckslos und unfokussierbar. Bin ich dir, jemandem wie dir, eine Antwort schuldig? Nein. Auch wenn ich möchte. Es gibt nichts zu klären. Der Gedanke wie der unerklärliche Wunsch, sich in einen Abgrund zu stürzen. Der Gedanke wird zur fixen Idee. Die fixe Idee wird zum Zwang. Die Integrität, diese ekelhafte Tüchtigkeit zerstören. Das ist es. Aber nicht irgendwie, sondern genau da mussten wir es machen. Solche Stellen gibt es nur sehr wenige. Überlebenswichtig. Ich habe es heraus geschnitten.

Du. Mein unfertiges Kleinod. Du glaubst zu ewiger Stummheit verdammt zu sein. Du hast deine Sprache noch nicht gefunden. Dabei habe ich doch alles versucht, oder? Ich mache mich jetzt auf den Heimweg. Ich werde dir tief in die Augen sehen und dir sagen, dass ich dich verstehe. Nur ich kann dich verstehen. Dabei werde ich das Röhrchen mit dem in Formalin konserviertem Stück Hirn liebkosen.

Zu dieser Uhrzeit fährt die U-Bahn alle 15 Minuten. Von den Gleisen aus gesehen wirkt der Bahnsteig noch schmuddeliger. Ich entscheide mich für stadtauswärts. Die nächste Station ist achthundert Meter entfernt. Keine Ahnung, wann der letzte Zug fuhr. Ich gehe los. Das dunkle Loch verschluckt das Licht nach nur wenigen Metern komplett. Endlich. Umfasst von Dunkelheit, unterhalb der Erde. Ich breite die Arme aus und versuche die Wände zu berühren. Es gelingt mir nicht. Stille, die absolut ist. Ich höre meinen Atem, er geht ruhig. Die Schritte auf den Holzbohlen klingen anders als die auf Stein. Wasser tropft? Ein Lufthauch. Ich denke an dich. Es tut weh. Ich bin vorbereitet. Ich weiß, dass du es verstehen wirst. Du musst dich lösen können. Ich wünsche dir Glück. Mehr Glück. Das ist alles. Der Lufthauch wird stärker. Meine Hand umklammert ein Plastikröhrchen. In der anderen Hand ein Döschen mit einem Zahn und einem blonden Büschel Haar. Der Wind ist jetzt stark, die Gleise vibrieren. Ein verrücktes Ende.

Oder ein Traum.

Egon´s letzter Eintrag

Mein körper diktiert mein leben
Mein umfeld bestimmt über mich
Meine krankheit macht mich kränker
Mein ich existiert fast nicht

Warum und wieso
Das so ist
Will ich gar nicht wissen
Denn
So qualvoll das unwissen ist
So tödlich wär das wissen

Was wieso? wiessss so? sssss ssss sss ss s   s o?
Merkt er nicht dass..., wir hier, alle so beisammen,
also, eigentlich unter uns... seien zu seien gedacht,
angedacht...? nein?

Mann o amen. nicht viel übrig.
Jetzt kommt noch mal was:
Bleib DU. denn nur du, bist du. denk mal drüber
na-a-a-a-a-chchchchchc!

Ich bomabardier, er bomabardiert,
ersiees bomabardement

Irgendwas ist offensichtlichst. kaputt.

Putt putt putt

contact:

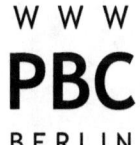